Andreas Oling

Externe Qualitätssicherung bei ambulanten Operationen

Andreas Oling

Externe Qualitätssicherung bei ambulanten Operationen

Südwestdeutscher Verlag für Hochschulschriften

Imprint
Any brand names and product names mentioned in this book are subject to trademark, brand or patent protection and are trademarks or registered trademarks of their respective holders. The use of brand names, product names, common names, trade names, product descriptions etc. even without a particular marking in this work is in no way to be construed to mean that such names may be regarded as unrestricted in respect of trademark and brand protection legislation and could thus be used by anyone.

Publisher:
Südwestdeutscher Verlag für Hochschulschriften
is a trademark of
Dodo Books Indian Ocean Ltd., member of the OmniScriptum S.R.L Publishing group
str. A.Russo 15, of. 61, Chisinau-2068, Republic of Moldova Europe
Printed at: see last page
ISBN: 978-3-8381-2655-5

Zugl. / Approved by: Rostock, Universität Rostock, Dissertation, 2010

Copyright © Andreas Oling
Copyright © 2011 Dodo Books Indian Ocean Ltd., member of the OmniScriptum S.R.L Publishing group

INHALTSVERZEICHNIS

		Seite
1.	**Einleitung und Fragestellung**	3
1.1	Worum geht es bei der Untersuchung?	3
	Was ist bereits zu dem Thema bekannt?	4
	Eindeutige Formulierung der Fragestellung	6
2.	**Material und Methoden**	7
2.1.	Studienaufbau, Studienprotokoll	7
2.2.	Patienten- / Probandenzahl	8
2.3.	AMBU-KISS	8
2.4.	AQS1	11
2.4.1.	AQS1 Komponenten	11
2.4.2.	AQS1 Ablauforganisation von AQS1	15
2.5.	Statistische Analyse	16
3.	**Ergebnisse**	17
3.1.	AMBU-KISS	17
3.2.	AQS1	18
3.2.1.	Allgemeine Daten zum Patienten	19
3.2.2.	Gesundheitszustand des Patienten	21
3.2.3.	Operation	22
3.2.4.	Komplikationen	25
3.2.5.	Im Aufwachraum	28
3.2.6.	Zu Hause	29
3.2.7.	Patientenzufriedenheit	32
4.	**Diskussion**	36
4.1.	AMBU-KISS	36
4.2.	AQS1	37
4.2.1	Allgemeine Daten zum Patienten	40
4.2.2.	Gesundheitszustand des Patienten	40
4.2.3.	Operation	41
4.2.4.	Komplikationen	43
4.2.5.	Im Aufwachraum	44
4.2.6.	Zu Hause	44
4.2.7.	Patientenzufriedenheit	46
4.2.8.	AQS1 Gesamtbewertung	47

5.	Zusammenfassung	50
6.	Literaturverzeichnis	53
7.	Abkürzungs- und Abbildungsverzeichnis	61
7.1.	Abkürzungsverzeichnis	61
7.2.	Abbildungsverzeichnis	62
7.3.	Anhangsverzeichnis	64
8.	Thesen	65
9.	Anhang	67

1. Einleitung und Fragestellung

1.1. Worum geht es bei der Untersuchung?

Durch ökonomische Engpässe des angeschlagenen deutschen Gesundheitssystems gewinnt die ambulante Patientenversorgung immer mehr an Bedeutung. Die Anzahl ambulanter chirurgischer Eingriffe nimmt seit Jahren stetig zu, was erhebliche Kosteneinsparungen für die Krankenkassen bedeutet. Zudem bietet das ambulante Operieren dem Patienten viele Vorteile. (4, 20, 59)

Ambulante Eingriffe müssen die gleiche medizinische Qualität und Sicherheit für den Patienten garantieren wie stationäre Eingriffe. (34, 62, 63)

Zum 1. Oktober 2006 wurde die Vereinbarung von Qualitätssicherungsmaßnahmen beim ambulanten Operieren und bei sonstigen stationsersetzenden Eingriffen einschließlich der notwendigen Anästhesien gemäß § 115b Abs. 1 Satz 1 Nr. 3 SGB V neu verabschiedet. Die Eingriffe gemäß § 115b SGB V gliedern sich nach Ausmaß und Gefährdungsgrad auf der Grundlage der Empfehlungen des Robert- Koch-Institutes in:

- Operationen
- kleine invasive Eingriffe
- invasive Untersuchungen, vergleichbare Maßnahmen und Behandlungen und
- Endoskopien.

Leistungen des Kataloges ambulantes Operieren sind grundsätzlich nach Facharztstandard zu erbringen. In einigen Fällen (zur Durchführung bestimmter Operationen) bedarf es einer zusätzlichen Weiterbildung, die durch entsprechende Zeugnisse nachzuweisen ist. In Folge der Neugliederung der Eingriffe in vier Kategorien ergeben sich auch unterschiedliche Anforderungen an den Ort der Leistungserbringung. Die baulichen, apparativ-technischen, hygienischen und personellen Voraussetzungen sind detailliert vorgeschrieben und mit den geeigneten Maßnahmen zu überprüfen. Gegebenenfalls wird eine Praxisbegehung vereinbart. (56, 64)

Zusätzlich besteht die gesetzliche Verpflichtung, ein einrichtungsinternes Qualitätsmanagement nach Maßgabe des SGB V §135a (2) einzuführen:
"Vertragsärzte, medizinische Versorgungszentren, zugelassene Krankenhäuser (...) sind (...) verpflichtet, (...) einrichtungsintern ein Qualitätsmanagement einzuführen und weiterzuentwickeln." (32)

Die Auswahl eines geeigneten Qualitätsmanagementsystems bleibt dem Leistungserbringer überlassen. Bestandteil aller Qualitätsmanagementsysteme (z.B. QEP, KTQ, ISO oder EPA) ist die Verpflichtung zur Teilnahme an internen und externen Qualitätssicherungsmaßnahmen, die nicht näher definiert sind.
Dem Leistungserbringer obliegt neben der Auswahl eines geeigneten Qualitätsmanagementsystems auch die Auswahl eines geeigneten externen Qualitätssicherungssystems. (6, 11, 55, 60)

Die folgenden Fragen haben sich bei der Auswahl eines externen Qualitätssicherungssystems gestellt:
- Welche Qualitätssicherungssysteme existieren?
- Welche Qualitätsindikatoren werden gemessen?

- Wie ist der Erfassungsgrad?
- Werden alle am Behandlungsprozess Beteiligten einbezogen?
- Ermöglicht das System einen PDCA Zyklus (Plan-Do-Check-Act)?
- Wie gut ist das System für ein benchmarking geeignet? (23, 24)

1.2. Was ist bereits zu dem Thema bekannt?

Im deutschsprachigen Raum gibt es keine Veröffentlichungen, die auf diese Fragen eine befriedigende und umfassende Antwort geben.

Die externe Qualitätssicherung in Deutschland erfolgte bisher wesentlich über die Bundesgeschäftsstelle Qualitätssicherung (BQS), die gemeinsam von der Bundesärztekammer, der Deutschen Krankenhausgesellschaft, den Spitzenverbänden der Krankenkassen und dem Verband der privaten Krankenversicherung getragen wird. Seit Anfang 2001 ist die BQS mit der Leitung und Koordination der inhaltlichen Entwicklung und organisatorischen Umsetzung der externen vergleichenden Qualitätssicherung in den deutschen Krankenhäusern beauftragt. Im September 2004 verlängerte der GBA den Beauftragungsvertrag der BQS. Er hat damit die formalen Grundlagen geschaffen, auf denen die BQS die externe Qualitätssicherung für die deutschen Krankenhäuser weiterentwickelt. (39, 52, 53, 54, 61, 63)

Diese bietet jedoch nur für Krankenhäuser, für bestimmte Tracerdiagnosen, die im ambulanten Bereich keine Rolle spielen, externe Qualitätssicherungsinstrumente an.

Ab 2010 soll das "AQUA-Institut" für angewandte Qualitätsförderung und Forschung im Gesundheitswesen GmbH" nach § 137a SGB V als fachlich unabhängige Institution im Auftrag des GBA Verfahren zur Messung und Darstellung der Versorgungsqualität für die Durchführung der Einrichtungsübergreifenden Qualitätssicherung entwickeln. Diese sollen möglichst sektorenübergreifend gestaltet sein.

Betroffen sind laut GBA unter anderem der ambulante und stationäre Bereich, das ambulante Operieren, die ambulante Behandlung im Krankenhaus und die Disease Management Programme (DMP). (25)

Daneben gibt es Einzelaktivitäten wie das Polytrauma Register der DGU, Qualis® des Bundesverbandes für Arthroskopie, verschiedene Krebsregister der Länder u.a., die für den Bereich ambulante Operationen keine wesentliche Rolle spielen oder nur einen sehr eingegrenzten speziellen Bereich abdecken. (22)

Weitere externe Qualitätssicherungssysteme sind AMBU-KISS und AQS1. AMBU-KISS wurde vom nationalen Referenzzentrum für nosokomiale Infektionen (NRZ) aufgelegt. Das NRZ ist am Hygieneinstitut der Universität Freiburg angesiedelt und arbeitet in enger Kooperation mit dem Robert-Koch-Institut.

Bei AMBU-KISS handelt es sich um ein Surveillance-Protokoll postoperativer Wundinfektionen, speziell für Einrichtungen des ambulanten Operierens.

Seit 2003 werden fortlaufend die Infektionsdaten für vorgegebene Indikator-Operationen erfasst, analysiert und ausgewertet. (8, 9, 14, 45)

AQS1 wird von der Firma medicaltex GmbH, einem inhabergeführten und vom TÜV Süd nach Service Qualität zertifizierten Unternehmen angeboten. Mit derzeit mehr als 320.000 dokumentierten ambulanten Operationen ist AQS1 im Bereich externe Qualitätssicherung ambulanter Operationen Marktführer im deutschsprachigen Raum.

Bei AQS1 handelt es sich um ein externes Qualitätssicherungssystem, das valide Daten zur Prozess-, und Ergebnisqualität sowie zur Patientenzufriedenheit liefert. Es wird vom Bundesverband Ambulantes Operieren (BAO) als Qualitätssicherungsinstrument empfohlen. (10, 11, 17, 51, 58)

AQS1 besteht aus einem fachübergreifenden Fragebogen für ambulantes Operieren, der aus mehreren Teilen besteht und skalierbar ist. Die Auswertung der Fragebögen erfolgt anonymisiert von der Firma medicaltex. Die Ergebnisse werden in Berichtsform an die Teilnehmer verschickt und auf Wunsch im Internet veröffentlicht. (12, 35)

3. Eindeutige Formulierung der Fragestellung

Im Rahmen der **Versorgungsforschung** werden in einer prospektiven **Fall-Kontroll-Studie** alle in der Zeit vom 1.1.2008 bis 31.12.2008 in der Chirurgischen Praxisklinik Schwerin Mitte nach § 115b SGB V ambulant, stationsersetzend operierten Patienten mit zwei unterschiedlichen externen Qualitätsmessinstrumenten untersucht. (66)

Die dabei gewonnenen Erkenntnisse sollen bei der Beantwortung der eingangs gestellten Fragen helfen. Möglicherweise kann daraus eine Empfehlung für die Durchführung von Qualitätssicherungsmaßnahmen für ambulante Operationen abgeleitet werden.

Die externen Qualitätssicherungssysteme **AMBU-KISS** und **AQS1** wurden ausgewählt, da sie nach dem Quellenstudium aussichtsreich erschienen, die gestellten Anforderungen zu erfüllen, und einer Überprüfung unterzogen. (15, 27, 28, 30, 36, 43, 45)

Durch die Teilnahme an der AMBU-KISS Studie werden die Infektionsraten für die eigenen Indikatoroperationen erfasst und mit denen aller anderen Studienteilnehmern verglichen. Vergleichsdaten sind die gepoolten Infektionsraten der AMBU-KISS-Teilnehmer und, soweit die Indikatoroperation auch im Rahmen von OP-KISS im Krankenhaus erfasst wird, die Ergebnisse der jeweiligen Risikogruppe 0 bei OP-KISS. (15, 45)

AQS1 ist ein wissenschaftlich anerkanntes Qualitätssicherungssystem für ambulante Operationen, das aus einem Arztfragebogen und einem Patientenfragebogen besteht. Das Fragebogensystem wird bereits von mehr als 500 Ärzten sowohl im niedergelassenen Bereich als auch bei ambulanten Operationen im Krankenhaus genutzt. (12, 35)

2. Material und Methoden

2.1. Studienaufbau, Studienprotokoll

Nach vorausgegangener Literaturrecherche wurden für die geplante Fall-Kontroll-Studie zwei Erfolg versprechende externe Qualitätsmessinstrumente, AMBU-KISS und AQS1, ausgewählt.

Die Bereitschaft zur Teilnahme an AMBU-KISS wurde vor Teilnahmebeginn der Studienbetreuerin, Frau Regina Babikir am NRZ, gemeldet. Nach Registrierung und Vergabe eines Teilnehmerkürzels wurden die Operations- und Infektionszahlen auf dem Meldebogen für AMBU-KISS (Anhang 10.1.) jeweils am Quartalsende per Fax an das NRZ gemeldet. Bei Auftreten einer postoperativen Wundinfektion wurde diese entsprechend den Anforderungen des Studienprotokolls erfasst und auf dem Erfassungsbogen für Wundinfektionen nach ambulanten Operationen (Anhang 10.2.) dokumentiert und sofort nach Abschluss der Dokumentation und Behandlung ebenfalls per Fax an das NRZ gemeldet.

Aus dem NRZ kommen Halbjahresberichte und Jahresberichte zurück. Diese enthalten die Auswertung der Eigenen eingebrachten Daten im Vergleich zu den gepoolten Daten der anderen Teilnehmer.

Für die Teilnahme an AQS1 wurde vor Studienbeginn ein Vertrag mit der medicaltex GmbH, Enhuberstraße 3b, 80333 München, geschlossen. Von dieser wurden eine medizinisch wissenschaftliche Dokumentation mit Ausfüllanleitung, Arzt- und Patientenfragebögen (Anhang 10.3.-10.5.), Freiumschläge und Ausfüllanleitungen für Patienten zugeschickt. Die Arztfragebögen wurden gesammelt und am Quartalsende zur Auswertung an medicaltex geschickt. Die Patientenfragebögen wurden mit den Ausfüllanleitungen für Patienten bei Entlassung am Operationstag den Patienten mit der Bitte ausgehändigt, diese etwa eine Woche nach der OP auszufüllen und im Freiumschlag ebenfalls an medicaltex zu schicken. Die Bögen sind anonymisiert und können nur über eine fortlaufende Nummerierung der Einrichtung und zueinander zugeordnet werden.

Jeweils im zweiten Monat des neuen Quartals kommt für das vorangegangene Quartal der Standard-Quartalsbericht mit der Auswertung der Daten zurück. Zusätzliche Auswertungsberichte können bestellt werden.

2. Patienten- / Probandenzahl

In die Studie wurden alle ambulanten stationsersetzenden Operationen nach § 115b SGB V eingeschlossen, die im Zeitraum vom 1.1.2008 bis 31.12.2008 in der Chirurgischen Praxisklinik Schwerin Mitte erbracht wurden.

Das AMBU-KISS Studienprotokoll beinhaltet für 2008 insgesamt acht häufig ambulant durchgeführte Operationen. Davon wurden vier in der Chirurgischen Praxisklinik Schwerin Mitte durchgeführt und vier nicht. (2)

Für die AMBU-KISS Studie waren von insgesamt 330 durchgeführten Operationen 146 Operationen geeignet. Im Einzelnen waren dies 28 Arthroskopien, 53 Herniotomien, 2 Mammaexzisionen und 63 venöse Stripping Operationen.
Hodenoperationen, Lumbale Bandscheibenoperationen, Mammavergrößerungen und Nasenseptum Operationen wurden nicht durchgeführt.

Bei zwei Operationen, Herniotomien und venöse Stripping Operationen wurde die laut Studienprotokoll erforderliche Mindestzahl von 30 Operationen erreicht, damit die Daten Eingang in den Datenpool der Studie finden.

In die AQS1 Auswertung sind alle 330 durchgeführten Operationen eingegangen. Alle 330 Arztfragebögen konnten ausgewertet werden. Der Rücklauf der Patientenfragebögen betrug 161 Fragebögen und entspricht damit einer Rücklaufquote von 49%.

2.3. AMBU-KISS

AMBU-KISS ist ein Surveillance-Protokoll postoperativer Wundinfektionen in Einrichtungen für das Ambulante Operieren. Unter Surveillance versteht man die Erfassung von infektionsrelevanten Daten, ihre Analyse und die Rückmeldung der Ergebnisse an diejenigen, die diese Informationen benötigen. (42) In Bezug auf die Surveillance postoperativer Wundinfektionen sind dies die Operateure. Verschiedene Studien haben gezeigt, dass durch Surveillance eine Reduktion der Wundinfektionsraten zu erreichen ist. (33)
Die Aussagekraft der Infektionsrate (Inzidenz) in einzelnen OP-Zentren kann dadurch erhöht werden, dass die eigenen Daten mit denen anderer Einrichtungen verglichen werden. Durch die Anwendung einer einheitlichen Erfassungsmethode werden orientierende Vergleichsdaten für die Teilnehmer geschaffen.

Von besonderer Bedeutung ist dabei die Anwendung einheitlicher Definitionen für postoperative Wundinfektionen. Die Definitionen der Centers for Disease Control and Prevention (CDC, Atlanta, USA) haben international große Verbreitung gefunden, deshalb werden sie auch bei KISS angewandt. (38)

Nach § 23 Abs. 1 des Infektionsschutzgesetzes sind die Leiter von Einrichtungen für Ambulantes Operieren verpflichtet, nosokomiale Infektionen fortlaufend aufzuzeichnen und zu bewerten. AMBU-KISS setzt diese Forderung konsequent um. (3, 28)

Bis 2003 gab es in Deutschland keine Referenzdaten über postoperative Wundinfektionen in Einrichtungen für Ambulantes Operieren. Auch international waren nur wenige Daten verfügbar.

Im Oktober 2002 wurde AMBU-KISS als Modul im Rahmen von KISS (Krankenhaus-Infektions-Surveillance-System) des Nationalen Referenzzentrum für Surveillance von nosokomialen Infektionen gestartet. Das Ziel von AMBU-KISS ist es, eine Referenzdatenbank für postoperative Wundinfektionen in Einrichtungen für Ambulantes Operieren in Praxis und Klinik aufzubauen. (44)

Vergleichsdaten sind die gepoolten Infektionsraten der AMBU-KISS-Teilnehmer und, soweit die Indikatoroperation auch im Rahmen von OP-KISS im Krankenhaus erfasst wird, die Ergebnisse der jeweiligen Risikogruppe 0 bei OP-KISS. (2)

Für AMBU-KISS wurden in Zusammenarbeit mit verschiedenen Berufsverbänden acht Indikatoroperationen ausgewählt, die in Einrichtungen für Ambulantes Operieren häufig durchgeführt werden.
Ab 1.1.2009 kommt mit dem Hallux valgus eine neunte Indikatoroperation hinzu.

- Arthroskopische Kniegelenksoperationen
- Verschluss von Leistenhernien, sowie Leisten-/Hodenoperationen mit und ohne Netz, endoskopisch oder offen chirurgisch
- Hodenoperationen
- Lumbale Bandscheiben-OP, endoskopisch oder offen chirurgisch
- Mamma-OP: Lokale Exzision, inkl. Exzisionsbiopsie an der Mamma
- Mamma-OP: Vergrößerung der Mamma mit Implantation einer Mammaprothese
- Nasenseptum-OP
- Venöses Stripping, Crossektomie und Stripping von Varizen an den unteren Extremitäten

Die AMBU-KISS Teilnehmer erfassen die Anzahl der von ihnen durchgeführten Indikatoroperationen sowie die Anzahl der aufgetretenen postoperativen Wundinfektionen. Diese Daten werden kontinuierlich quartalsweise an das Projekt-Zentrum gemeldet. Die Auswertung der individuellen Daten, sowie die durchschnittliche Wundinfektionsrate aller Teilnehmer wird regelmäßig vom Projekt-Zentrum an alle Teilnehmer zurückgemeldet.

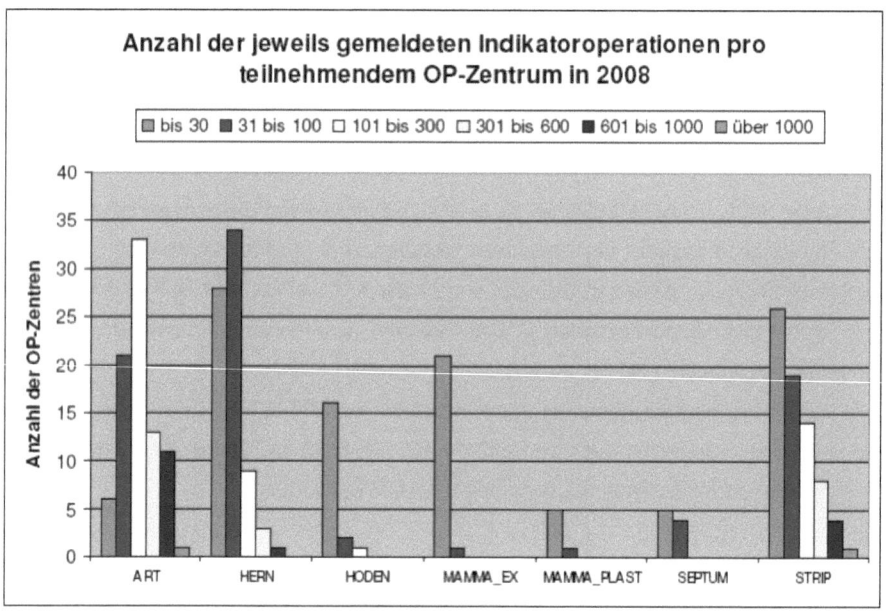

Abb. 1 – OP-Frequenz nach Häufigkeitsgruppen

Die OP-Frequenz der teilnehmenden OP-Zentren ist in Häufigkeitsgruppen in Abb.1 dargestellt.

Ich habe ab dem 1.1.2008 begonnen, unsere durchgeführten OP-Zahlen quartalsweise auf dem dafür vorgesehen Meldebogen (Anhang 10.1.) an das NRZ in Freiburg zu melden.
Vier von acht möglichen Indikatoroperationen wurden in der Chirurgischen Praxisklinik Schwerin Mitte durchgeführt. Bei zwei von vier Indikatoroperationen wurde die erforderliche Mindest OP-Zahl von 30 Operationen im Jahr erreicht, damit die gemeldeten Daten Eingang in die Referenzdatenbank finden.

Bei Auftreten einer Wundinfektion erfolgt die Datenerfassung standardisiert auf einem Erfassungsbogen für Wundinfektionen (Anhang 10.2.).

2.4. AQS1

AQS1 ist ein wissenschaftlich anerkanntes externes Qualitätssicherungssystem für ambulante Operationen, dass von einem kommerziellen Dienstleister, der medicaltex GmbH entwickelt wurde und vom Bundesverband für Ambulantes Operieren e.V. empfohlen wird. (21, 58)
Es liefert valide Daten zur Prozess- und Ergebnisqualität sowie zur Patientenzufriedenheit.

2.4.1. AQS1 Komponenten

Das AQS1-System besteht aus folgenden Komponenten:

- Arztfragebogen für Operateur und Anästhesist
- Patientenfragebogen
- Quartalsweise und jährliche Auswertungsberichte
- Präsentation der Praxisklinik auf www.patientenallee.de im Internet
- Jährliches Zertifikat

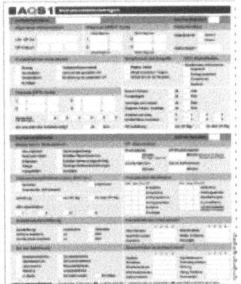
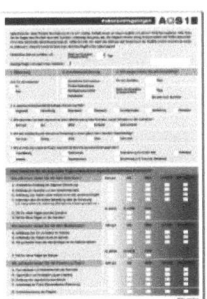
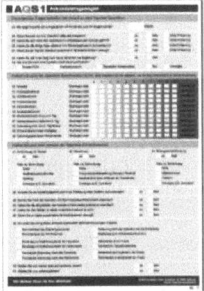

Abb.2 – Arztfragebogen für Operateur und Anästhesist und Patientenfragebogen (siehe Anhang)

Zentraler Bestandteil des Systems ist der AQS1-Fragebogen, der eine kombinierte Befragung von Arzt und Patient zur Erfassung von prä-, intra- und postoperativen Daten beinhaltet. Der gesamte Behandlungsablauf einer ambulanten Operation wird dokumentiert, angefangen von der Zufriedenheit der Patienten mit den unterschiedlichen Bereichen in der Praxisklinik bis hin zu Beschwerden und Komplikationen, die im postoperativen Verlauf aufgetreten sind. (5)

Im **Arztteil/Operateur** werden Haupt- und Nebendiagnosen, Geschlecht, Alter, Dringlichkeit des Eingriffs, CDC Klassifikation, Therapie (OPS-Code), intraoperative Komplikationen, ungeplante stationäre Aufnahmen, Zeitpunkt der OP-Aufklärung, Anzahl der Assistenzen, präoperative Diagnosesicherheit, Histologische Untersuchung und Primär- oder Sekundäreingriff erfasst.

Im **Arztteil/Anästhesist** werden Medizinische Risikofaktoren, Durchführung der präoperativen Untersuchung, Anästhesiedurchführung, Art der Anästhesie, OP-Organisation, perioperative Medikation, intraoperative Komplikationen und Beschwerden im Aufwachraum dokumentiert.

Den **Patientenfragebogen** mit Fragen zur Betreuung, Krankenversicherung, Arbeitsunfähigkeitsdauer, Arbeitsverhältnis, Selbsteinschätzung des Gesundheitszustandes, Einschränkungen durch die Krankheit, Auswahl der Praxisklinik, Zufriedenheit mit dem Operateur, Zufriedenheit mit dem Narkosearzt, Zufriedenheit mit Praxis und Team, Ablauf am OP-Tag, Beschwerden durch die OP, Komplikationen,
Betreuung und Fürsorge nach der OP, empfundenem Verbesserungsbedarf und zur Gesamteinschätzung erhält der Patient mit einer Ausfüllanleitung und einem Freiumschlag nach der OP mit nach Hause. Der Bogen soll etwa ein bis zwei Wochen nach der OP vom Patienten ausgefüllt und mit dem an medicaltex adressierten Freiumschlag abgeschickt werden.
Die Erfassung der Daten erfolgt anonymisiert. Mit Hilfe der eindeutigen Identifikationsnummer auf den beiden Fragebogenteilen können jeweils Arzt- und Patientendokumentation bei medicaltex wieder zusammengeführt und der entsprechenden Praxisklinik zugeordnet werden. Das Ausfüllen der Arztteile Operateur und Anästhesist ist
neben dem Papierfragebogen auch online direkt am PC über das Internet möglich, wodurch der Verwaltungsaufwand sich reduziert und Fehlerquellen minimiert werden.

Die **Auswertung** erfolgt in Form von Quartals- und Jahresberichten (Abb.3). Die Berichte stellen die eigene Leistung im Vergleich zum Gesamtkollektiv graphisch und tabellarisch dar. (26)

AQS1® Quartalsauswertung
2. Quartal 2008, Praxis 05446

Grundgesamtheit

	Aktuelle Periode	Alle Perioden	
	Praxis	Praxis	Alle Praxen*
Arzt-Fragebögen	71	166	262.745
Patienten-Fragebögen	26	77	119.904
Patienten-Rücklaufquote	37%	46%	46%

*) Repräsentative Menge Fragebögen aus dem Gesamtkollektiv aller Praxen (1. Quartal 2003 bis 1. Quartal 2008)

Abb.3 – Auszug Quartalsbericht

Die übersichtliche Darstellung der Ergebnisse lässt Verbesserungspotential und überdurchschnittliche Leistungen im Vergleich zum Gesamtkollektiv auf einen Blick erkennen. Es erfolgt eine Verlaufsdarstellung der Ergebnisse im Vergleich zu den eigenen Vorquartalen, wodurch Änderungen der Qualität und der Leistung sofort sichtbar werden (Abb. 4). Darüber hinaus sind individuell Arzt-, Komplikations- und Eingriffsspezifische Auswertungen möglich.

Für das Gesamtjahr wird ein **Benchmark-Bericht** erstellt. Er enthält die Auswertung der Komplikationsraten nach operations- und anästhesiespezifischen Komplikationen, ungeplanten stationären Aufnahmen und ungeplanten Arztbesuchen, postoperativen Schmerzen und behandlungsbedürftigen postoperativen Komplikationen (Abb.5).

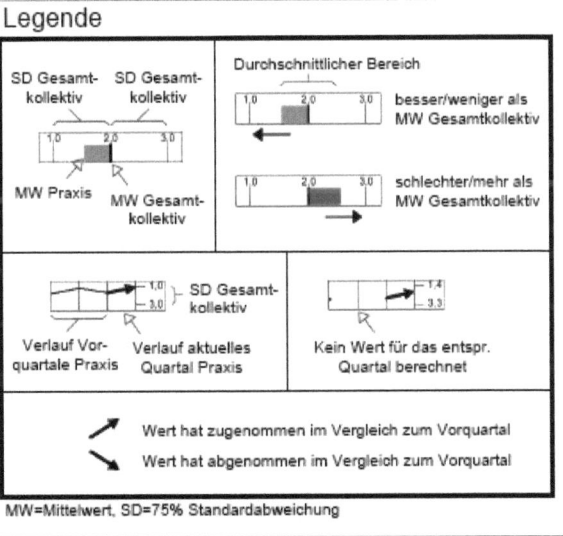

Abb.4 – Legende AQS1 Bericht

Behandelte postoperative Komplikationen

	Praxis	Vergleich
Entzündung der Wunde	2,6%	3,5% 17,2%
Thrombose	0,6%	1,4% 10,0%
Bluterguss/Nachblutung	11,0%	5,5% 22,7%

Abb.5 – Behandelte Postoperative Komplikationen

Die Ergebnisse aller AQS1 Teilnehmer werden in geeigneter Form im Internet präsentiert. Interessierte können sich so schon vor einer Operation über wichtige Fragen den zeitlichen Ablauf, Beschwerden nach der Operation und behandelte Komplikationen nach der Operation informieren.

Auf Wunsch des Teilnehmers erfolgt die **Präsentation der Praxisklinik** auf www.patientenallee.de im Internet ab einer eingriffsabhängigen Mindestfallzahl.

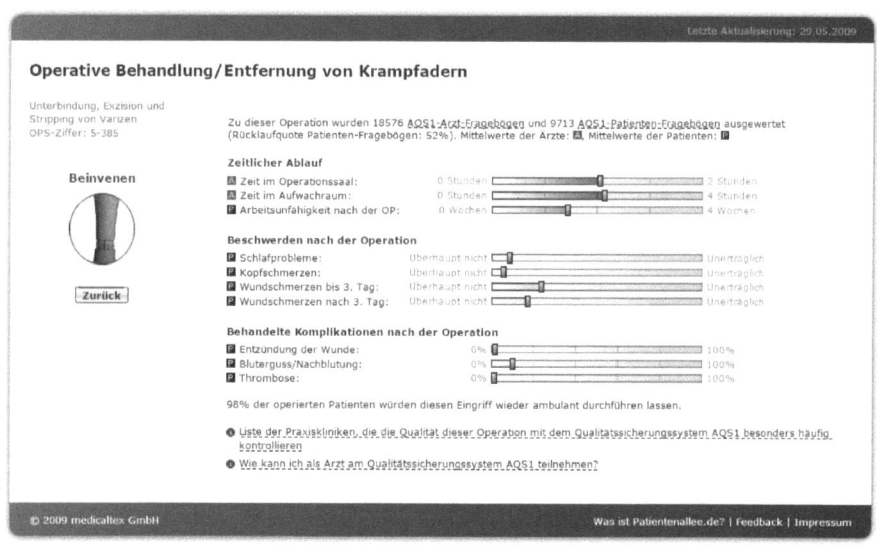

Abb.6 – Ergebnispräsentation im Internet

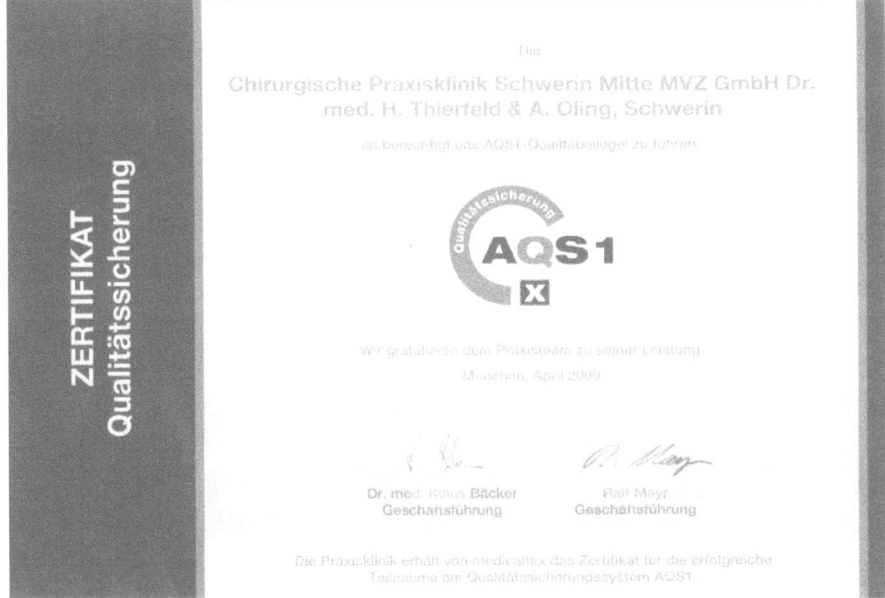

Abb. 7 – AQS1 Qualitätszertifikat

Alle AQS Teilnehmer erhalten nach einem Jahr Teilnahme ein Qualitätszertifikat.

2.4.2. Ablauforganisation von AQS1

Der Ablauf von AQS1 gliedert sich in fünf Phasen.

Phase 1

Die teilnehmende Praxisklinik erhält einmal pro Quartal ein AQS1-Paket. Das AQS1-Paket enthält die bestellte Anzahl an Fragebögen, die entsprechende Anzahl an Freiumschlägen mit der Postanschrift von medicaltex und Informationsblätter für die Patienten.

Phase 2

Bei einer ambulanten Operation dokumentieren der Anästhesist und der Operateur ihre intraoperative und direkt postoperative Leistung auf dem Arztfragebogen (oder direkt online auf der Internetseite von medicaltex). Der Patiententeil des Fragebogens wird mit dem Freiumschlag und dem Informationsblatt dem Patienten bei Entlassung aus dem Aufwachraum ausgehändigt. Dabei erfolgt durch die Arzthelferin eine kurze Erläuterung mit der Bitte, den Patiententeil zwei Wochen postoperativ auszufüllen und im beiliegenden Freiumschlag direkt an die unabhängige Auswertungsfirma medicaltex zurückzusenden.

Phase 3

Der Patient sendet den Patientenfragebogen etwa zwei Wochen postoperativ in dem Freiumschlag an medicaltex zurück.

Phase 4

Spätestens in den ersten zwei Wochen des nachfolgenden Quartals schickt die Praxisklinik die ausgefüllten Arztfragebögen zur Auswertung an medicaltex (dies entfällt bei der online Nutzung im Internet).

Phase 5

Die Daten der Arzt- und Patientenfragebögen werden von medicaltex erfasst. Durch eine eindeutige Identifikationsnummer auf dem Arzt- und Patientenfragebogen werden die Daten des Arztes und des Patienten in einer Datenbank wieder zusammengeführt. Nach statistischer Auswertung der Daten wird der AQS1-Bericht, Quartalsbericht, einmal pro Quartal an die Praxisklinik zurück geschickt. (5)

Auf Wunsch sind kostenpflichtig weitere Berichte möglich. Dies sind derzeit arztspezifische Quartalsberichte, Auswertungen der Studienfelder, Komplikationsauswertung, therapiespezifische Auswertung und ein Leistungsbericht/Jahresbericht. (5)

5. Statistische Analyse

Die statistische Analyse der durch uns erfassten und an die externen Qualitätssicherungsinstitute gemeldeten Daten erfolgt in anonymisierter Form durch die Institute.

3. Ergebnisse

3.1. AMBU-KISS

Aus dem Projektzentrum, dem NRZ, wurden halbjährliche Berichte mit den ausgewerteten eigenen Daten und den standardisierten Infektionsraten aller anderen Studienteilnehmer zugeschickt.

Die Daten werden kumulativ ausgewertet.

Für die Chirurgische Praxisklinik Schwerin Mitte ergibt sich, dass im Studienzeitraum vom 1.1.2008 bis 31.12.2008 Daten für vier von acht möglichen Operationen der Studie erfasst wurden.

Dies sind:
- 28 Arthroskopien
- 53 Hernienoperationen
- 2 Mammaexzisionen
- 63 Varizenoperationen.

Hodenoperationen, Lumbale Bandscheibenoperationen, Brustvergrößerungen und Nasenseptum Operationen wurden im Studienzeitraum in der Chirurgischen Praxisklinik Schwerin Mitte nicht durchgeführt.

Von allen erfassten Operationen kam es bei einer Varizenoperation zu einer postoperativen Wundinfektion, die auf dem Erfassungsbogen für Wundinfektionen nach ambulanten Operationen nach CDC Kriterien erfasst und gemeldet wurde.

Dies entspricht einer postoperativen Wundinfektionsrate bei Varizen-operationen von 1,59 Prozent.

Bei Arthroskopien, Hernienoperationen und Mammaexzisionen betrug die postoperative Wundinfektionsrate 0,0 Prozent.

Die erforderliche Mindestzahl von 30 Operationen im Jahr für den Eingang der Daten in die Referenzdatenbank wurde bei den Hernien-operationen und den Varizenoperationen erreicht und bei den Arthroskopien und Mammaexzisionen nicht erreicht.

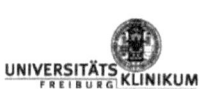 Institut für Umweltmedizin und Krankenhaushygiene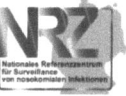

AMBU-KISS Auswertung Januar 2004 bis Dezember 2008

Chirurgische Praxisklinik Schwerin Mitte - MVZ GmbH Teilnehmerkürzel: 215 Schwerin
Dipl. Med. Andreas Oling
Graf-Schack-Allee 20
19053 Schwerin

OP Art	Anzahl Operationen	Anzahl Infektionen	postoperative Wundinfektionsrate
ART	28	0	0,00
HERN	53	0	0,00
MAMMA_EX	2	0	0,00
STRIP	63	1	1,59

Referenzdaten AMBU-KISS Januar 2004 bis Dezember 2008

Operation	OP-Art	Anzahl Teilnehmer	Anzahl Operationen	Anzahl Infektionen	durchschnittliche Infektionsrate	25. Perzentil	Median	75. Perzentil
arthroskopische Knieoperationen	ART	108	91.149	74	0,08	0,00	0,00	0,10
Leistenhernien (inkl. kombinierte Leisten/Hodenoperationen)	HERN	96	26.940	53	0,20	0,00	0,00	0,39
Hodenoperationen	HODEN	30	2.146	5	0,23	*	*	*
Lumbale Bandscheiben-OP	LUMB	2	82	0	0,00	*	*	*
Mamma-OP Excisionen	MAMMA_EX	29	832	1	0,12	*	*	*
Mamma-OP Brustvergrößerung	MAMMA_PLAST	7	297	0	0,00	*	*	*
Nasenseptum-OP	SEPTUM	9	1.455	1	0,07	*	*	*
Venöses Stripping	STRIP	92	46.435	92	0,20	0,00	0,00	0,23
Gesamtzahl		160	169.336	226				

* nicht errechnet, da zu kleine Gesamtzahl

erstellt von R. Babikir Februar 2009

Abb. 8 – AMBU-KISS Auswertung (siehe Anhang)

Die postoperative Wundinfektionsrate der Chirurgischen Praxisklinik Schwerin Mitte lag im Studienzeitraum 1.1.2008 bis 21.12.2008 bei Arthroskopien, Hernienoperationen und Mammaexzisionen unter der durchschnittlichen Infektionsrate der AMBU-KISS Referenzdaten vom Januar 2004 bis Dezember 2008.

Bei Varizenoperationen lag die eigene postoperative Wundinfektionsrate mit 1,59 Prozent über der durchschnittlichen Infektionsrate von 0,20 Prozent der AMBU-KISS Referenzdaten vom Januar 2004 bis Dezember 2008 und über dem 75. Perzentil von 0,23 Prozent.

3.2. AQS1

Die standardmäßige Auswertung der in den Arzt- und Patientenfragebögen erfassten Daten erfolgt in der Form von Quartalsberichten, die nach Zugang aller Daten von medicaltex erstellt und etwa sechs Wochen nach Quartalsende an alle Teilnehmer verschickt werden.

Der Bericht stellt die Grundlage der AQS1-Auswertung dar und fasst alle Ergebnisse in 7 Abschnitten übersichtlich zusammen. So erhält man schnell einen Überblick über die erzielte Leistung und den Leistungsverlauf.

Es wird der Jahresbericht 2008 exemplarisch dargestellt. In ihm kumulieren die Daten des Untersuchungszeitraumes 1.1.2008 bis 31.12.2008.

AQS1® Quartalsauswertung
1. Quartal 2008 bis 4. Quartal 2008, Praxis 05446

Im Jahr 2008 wurden 330 ambulante stationsersetzende Operationen nach § 115 b SGB V in der Chirurgischen Praxisklinik Schwerin Mitte durchgeführt. Alle Operationen wurden auf einem Arzt-Fragebogen dokumentiert. Von 330 ausgegebenen Patientenfragebögen wurden 161 an medicaltex zur Auswertung geschickt, dies entspricht einer Rücklaufquote von 49%.

Grundgesamtheit

	Aktuelle Periode	Alle Perioden	
	Praxis	Praxis	Alle Praxen*
Arzt-Fragebögen	330	367	337.488
Patienten-Fragebögen	161	218	152.324
Patienten-Rücklaufquote	49%	59%	45%

*) Repräsentative Menge Fragebögen aus dem Gesamtkollektiv aller Praxen (1. Quartal 2004 bis 4. Quartal 2008)
Abb.9 – Grundgesamtheit AQS1

Als Vergleichsgruppe dienen alle an AQS1 teilnehmenden Praxen im Zeitraum ab dem 1. Quartal 2004 bis zum 4. Quartal 2008 mit insgesamt 337.488 ausgewerteten Arzt-Fragebögen und 152.324 ausgewerteten Patientenfragebögen, was einer Rücklaufquote von 45% entspricht.

3.2.1. Allgemeine Daten zum Patienten

Zunächst werden allgemeine Daten zum Patienten ausgewertet. Es erfolgt die vergleichende Beschreibung der Geschlechts- und Altersverteilung der eigenen Patienten mit der Vergleichsgruppe.

Im Jahr 2008 wurden 42% männliche und 58% weibliche Patienten operiert. Ab dem 10. Lebensjahr waren alle Altersgruppen vertreten. Der Häufigkeitsgipfel lag in der Altersgruppe von 35 bis 64 Jahren.

Geschlecht

	Praxis	Gesamt
Männlich	42%	34%
Weiblich	58%	66%

Altersverteilung

Alter in Jahren	bis 9	10 bis 19	20 bis 34	35 bis 49	50 bis 64	ab 65
Praxis	0,0%	1,8%	14,4%	30,1%	35,0%	18,7%
Gesamt	4,3%	3,6%	19,4%	34,5%	23,3%	14,8%

Abb. 10 – Allgemeine Daten zum Patienten I

Die Arbeitsverhältnisse verteilten sich wie folgt: 52% Angestellt, 4% Selbstständig, 5% Beamter/in, 29% Rentner/in, 4% Hausfrau/-mann, 2% Ausbildung, 3% Arbeitslos.

Der Krankenversicherungsstatus war bei 91% der operierten Patienten Gesetzlich, bei 6% Privat, bei 2% Berufsgenossenschaft und 1% der Patienten waren Selbstzahler.

Arbeitsverhältnis

	Praxis	Gesamt
Angestellt	52%	47%
Selbständig	4%	6%
Beamter/in	5%	4%
Rentner/in	29%	20%
Hausfrau/mann	4%	12%
Ausbildung	2%	4%
Arbeitslos	3%	5%

Krankenversicherung

	Praxis	Gesamt
Gesetzlich	91%	87%
Privat	6%	10%
Berufsgen.	2%	1%
Selbstzahler	1%	1%

Abb. 11 – Allgemeine Daten zum Patienten II

Die Wahl der Praxisklinik erfolgte in 26,1% auf Überweisung, in 26,7% durch Vorerfahrung, in 41,0% durch Empfehlung, in 1,9% durch das Telefonbuch, in 1,2% durch das Branchenbuch, in 3,7% durch das Internet und in 8,7% durch Sonstiges.

Wahl der Praxisklinik

	Praxis	Gesamt
Überweisung	26,1%	59,1%
Vorerfahrung	26,7%	18,2%
Empfehlung	41,0%	24,9%
Telefonbuch	1,9%	0,7%
Branchenbuch	1,2%	0,6%
Internet	3,7%	1,6%
Sonstiges	8,7%	3,7%

Abb. 12 – Allgemeine Daten zum Patienten III

3.2.2. Gesundheitszustand des Patienten

Die Erfassung erfolgt in den Kategorien Allgemeiner Gesundheitszustand, ASA-Klassifikation, Beeinträchtigung durch Erkrankung, Arbeitsunfähigkeit, Medizinische Risikofaktoren, Wundkontaminationsklasse und Dringlichkeit des Eingriffs.

Allgemeiner Gesundheitszustand

	Praxis	Gesamt
Sehr gut	18%	22%
Gut	67%	60%
Mittel	16%	16%
Schlecht	0%	2%
Sehr schlecht	0%	0%

ASA-Klassifikation

	Praxis	Gesamt
ASA-Klasse I	48%	55%
ASA-Klasse II	51%	40%
ASA-Klasse III	2%	5%
ASA-Klasse IV	0%	0%

Abb.13 – Gesundheitszustand I

Der Allgemeine Gesundheitszustand wurde von der Mehrheit der Patienten als gut bis sehr gut bewertet, 16% schätzen ihn als mittelmäßig ein, keiner als schlecht oder sehr schlecht.
In die ASA I Klasse wurden 48% und in die ASA II Klasse 51% der Patienten eingestuft, 2% wurden als ASA III eingestuft.

Beeinträchtigung durch Erkrankung

	Praxis	Gesamt
Gar nicht	8%	14%
Gering	33%	23%
Mittel	38%	32%
Stark	18%	25%
Sehr stark	4%	7%

Arbeitsunfähigkeit

	Praxis	Gesamt
Vor der OP	4,5	3,4
Nach der OP	14,6	10,0

Zeitangabe in Tagen

Abb.14 – Gesundheitszustand II

Eine Beeinträchtigung durch die Erkrankung empfanden 8% der Patienten gar nicht, 33% gering, 38% mittel, 18% stark und 4% sehr stark.
Die mittlere Arbeitsunfähigkeit vor der OP betrug 4,5 Tage, nach der OP 14,6 Tage.

Medizinische Risikofaktoren

	Praxis	Vergleich
Herz-Kreislauf	33,6%	
Gerinnungsstörung	0,9%	
Respirationstrakt	5,2%	
Thromboserisiko	4,5%	
Adipositas	15,5%	
Diabetes	1,8%	
Allergie	6,1%	
Stoffwechselstörung	4,2%	
Krampfleiden	0,6%	
Sonstiges	28,2%	

Wundkontaminationsklasse

	Praxis	Vergleich
Aseptisch	89,1%	
Bedingt aseptisch	9,1%	
Kontaminiert	0,6%	
Septisch	1,2%	

Dringlichkeit des Eingriffs

	Praxis	Vergleich
Elektiv	96,0%	
Dringlich	2,4%	
Notfall	1,5%	

Abb.15 – Gesundheitszustand III

Für die Kategorien Medizinische Risikofaktoren, Wundkontaminationsklasse und Dringlichkeit des Eingriffs werden die eigenen Ergebnisse mit den Durchschnittsergebnissen der Vergleichsgruppe verglichen und einschließlich der 25. und 75. Perzentile graphisch dargestellt.

Medizinische Risikofaktoren bei den eigenen Patienten liegen in folgender Häufigkeit vor: Herz-Kreislauf 33,6%, Gerinnungsstörung 0,9%, Respirationstrakt 5,2%, Thromboserisiko 4,5%, Adipositas 15,5%, Diabetes 1,8%, Allergie 6,1%, Stoffwechselstörung 4,2%, Krampfleiden 0,6%, Sonstiges 28,2%.

Alle Werte liegen innerhalb der 25. bis 75. Perzentile.

Die Wundkontaminationsklasse war bei 98,1% der ambulanten Operationen aseptisch, bei 9,1% bedingt aseptisch, bei 0,6% kontaminiert und bei 1,2% septisch. Alle Werte liegen innerhalb der 25. bis 75. Perzentile.

Elektiv erfolgten 96,0% der ambulanten Operationen, als dringlicher Eingriff 2,4% und als Notfalleingriff 1,5%. Auch hier liegen alle Werte innerhalb der 25. bis 75. Perzentile.

3.2.3. Operation

Zunächst werden allgemeine Daten zur Operation erfasst. Die Aufklärung zur Narkose erfolgte bei 88,3% der Patienten vor dem OP- Tag, die zur Operation bei 99,1% der Patienten vor dem OP-Tag.
Mit einer Second Opinion, dass heißt mit einer Verdachtsdiagnose zur Bestätigung und zum Stellen der OP-Indikation, kamen 62,7% der Patienten zum Facharzt. Bei den übrigen Patienten wurden Diagnose und OP-Indikation primär durch den Facharzt gestellt. 76,7% der Operationen waren Primäreingriffe.

Allgemeine Daten

	Praxis	Vergleich
Aufklärung zur Narkose vor dem OP-Tag	88,3%	
Aufklärung zur Operation vor dem OP-Tag	99,1%	
Second Opinion	62,7%	
Primäreingriff	76,7%	
Histologie entnommen	27,3%	
Diagnose intraoperativ bestätigt	97,0%	

Abb.16 – Allgemeine Daten zur Operation

Bei 27,3% der Patienten erfolgte eine Histologische Untersuchung und bei 97,0% der Patienten hat sich die präoperative Diagnose intraoperativ bestätigt. Alle Werte liegen innerhalb der 25. bis 75. Perzentile der Vergleichsgruppe.

Kurz vor der OP

	Praxis	Vergleich	Verlauf
Wartezeit OP-Termin bis OP-Beginn (Minuten)	40,4	36,5	
Patient war unruhig und nervös vor der OP	12,6%	17,8%	

Abb. 17 – Kurz vor der OP

Die Wartezeit vom OP-Termin bis zum OP-Beginn betrug in unserer Praxisklinik durchschnittlich 40,4 Minuten und war damit länger als im Durchschnitt der Vergleichsgruppe mit 36,5 Minuten.
Vor der OP unruhig und nervös fühlten sich 12,6% der eigenen Patienten und 17,8% der Patienten in der Vergleichsgruppe.

Die präoperative Wartezeit hat im Verlauf leicht zugenommen, Unruhe und Nervosität vor der OP blieben nahezu unverändert. Wiederum liegen alle Werte innerhalb der 25. bis 75. Perzentile.

Befunde durch

	Praxis	Vergleich
Operateur	24,5%	
Anästhesisten	0,6%	
Zuweisenden Arzt	72,7%	

Anästhesiedurchführung

	Praxis	Vergleich
Anästhesist	81,8%	
Operateur	18,2%	

OP-Organisation

	Praxis	Vergleich
Einleitungszeit	3,5	
Schnitt-Naht-Zeit	36,7	
OP-Blockierungszeit	44,4	

Zeitangabe in Minuten

Art der Anästhesie

	Praxis	Vergleich
Intubationsnarkose	7,6%	
Maskennarkose	0,6%	
Larynxmaske	66,1%	
Spinalanästhesie	0,0%	
Epiduralanästhesie	0,0%	
Plexusanästhesie	7,6%	
Lokalanästhesie	11,5%	
Nervenblockade	7,0%	
Stand by	0,9%	
iv.-Block	0,0%	
Sonstiges	4,5%	

Abb. 18 – Perioperative Organisation und Anästhesie

Die Erhebung der präoperativ zur Anästhesie erforderlichen Befunde erfolgte in 24,5% der Fälle durch den Operateur, in 72,7% der Fälle durch den zuweisenden Arzt und in 0,6% der Fälle durch den Anästhesisten.

Die Durchführung der Anästhesien erfolgte in 81,8% der Fälle durch den Anästhesisten und in 18,2% der Fälle durch den Operateur.

Die durchschnittliche Einleitungszeit zur Anästhesie betrug 3,5 Minuten, die durchschnittliche Schnitt-Naht-Zeit 36,7 Minuten und die durchschnittliche OP-Blockierungszeit betrug 44,4 Minuten.

In 7,6% der Fälle wurden Intubationsnarkosen, in 0,6% Maskennarkosen, in 66,1% Larynxmaskennarkosen, in 7,6% Plexusanästhesien, in 11,5% Lokalanästhesien, in 7,0% periphere Nervenblockaden, in 0,9% Stand by und in 4,5% Sonstige Verfahren durchgeführt.

Spinalanästhesien, Epiduralanästhesien und iv.-Blockaden wurden nicht durchgeführt.

Alle erhobenen Werte liegen innerhalb der 25. bis 75. Perzentile zur Vergleichsgruppe.

Assistenz

	Mindestens eine		Durchschn. Anzahl	
	Praxis	Vergleich	Praxis	Vergleich
Ärztlich/Operateur	1,8%		0,0	
Nicht ärztl./Operateur	100,0%		1,0	
Ärztlich/Anästhesist	0,0%			
Nicht ärztl./Anästhesist	100,0%			

Abb. 19 – Assistenz

Der Operateur hatte in 1,8% der Fälle eine ärztliche Assistenz und in 100,0% der Fälle eine nichtärztliche Assistenz. Der Anästhesist hatte in keinem Fall eine ärztliche Assistenz und in 100,0% der Fälle eine nichtärztliche Assistenz. Im Durchschnitt der Fälle stand eine Assistenz zur Verfügung.

Präoperativ erhielten 2,7% der Patienten Analgetika, 0,6% Antibiotika, 2,4% Antiemetika, 7% Sedativa, 14,5 % Lokalanästhetika und 1,2% Sonstiges. Intraoperativ erhielten 78,5% der Patienten Analgetika, 0,3% Antiemetika, 0,3% Antihypertensiva, 10,3% Antihypotensiva, 75,5% Sauerstoff, 80,3% Sedativa, 8,8% Lokalanästhetika und 9,4% Sonstiges. Postoperativ erhielten 17,0% der Patienten Analgetika, 0,6% Antibiotika, 0,6% Antiemetika, 0,3% Sedativa und 0,6% Sonstiges.

Perioperative Medikation

	Prä-OP		Intra-OP		Post-OP	
	Praxis	Vergleich	Praxis	Vergleich	Praxis	Vergleich
Analgetika	2,7%		78,5%		17,0%	
Antibiotika	0,6%		0,0%		0,6%	
Antiemetika	2,4%		0,3%		0,6%	
Antikoagulantien	0,0%		0,0%		0,0%	
Antihypertensiva	0,0%		0,3%		0,0%	
Anticholinergika	0,0%		0,0%		0,0%	
Antihypotensiva	0,0%		10,3%		0,0%	
O2-Insufflation	0,0%		75,5%		0,0%	
Sedativa	7,0%		80,3%		0,3%	
Lokalanästhetika	14,5%		8,8%		0,0%	
Sonstiges	1,2%		9,4%		0,6%	

Abb. 20 – Perioperative Medikation

Bis auf die intraoperativ deutlich höheren Gaben von Sauerstoff und Sedativa lagen alle anderen Werte zwischen der 25. und 75. Perzentile der Vergleichsgruppe.

3.2.4. Komplikationen

Intraoperativ hatte der Operateur in 0,3% der Fälle eine Blutungskomplikation und in 0,6% der Fälle eine technisch instrumentelle Komplikation. Andere intraoperative Komplikationen traten beim Operateur nicht auf.

Komplikationen intraoperativ Operateur

	Praxis	Vergleich	Verlauf
Blutung	0,3%		
Techn./Instrumentell	0,6%		
Nervenläsion	0,0%		
Abbruch der OP	0,0%		
Gewebsläsion	0,0%		
Erweiterung der OP	0,0%		
Sonstiges	0,0%		

Abb. 21 – Komplikationen intraoperativ Operateur

Die aufgetretenen intraoperativen Komplikationen lagen zwischen der 25. und 75. Perzentile der Vergleichsgruppe.

Die intraoperativen Komplikationen der Anästhesie werden in drei Gruppen geteilt. Ohne Bedeutung für die Betreuung im Aufwachraum, mit Bedeutung für die Betreuung im Aufwachraum und Komplikationen, die ein längeres Verweilen im Aufwachraum oder eine Verlegung auf Intensiv- oder Wachstation erfordern.

Komplikationen intraoperativ Anästhesist

	Ohne Bedeutung für Betreuung im AWR			Mit Bedeutung für Betreuung im AWR			Länger im AWR oder Verlegung auf Intensiv- oder Wachstation		
	Praxis	Vergleich	Verlauf	Praxis	Vergleich	Verlauf	Praxis	Vergleich	Verlauf
Herz-Kreislauf	9,1%			0,3%			0,0%		
Medikamente	2,1%			0,0%			0,0%		
Respirationstrakt	0,6%			0,0%			0,0%		
Techn. Probleme	0,0%			0,0%			0,0%		
Aspiration	0,0%			0,0%			0,0%		
Sonstiges	0,0%			0,0%			0,0%		

Abb. 22 - Komplikationen intraoperativ Anästhesist

Ohne Bedeutung für die Betreuung im Aufwachraum traten in 9,1% der Fälle intraoperativ Herz-Kreislaufprobleme auf, in 2,1% der Fälle Komplikationen durch Medikament und in 0,6% der Fälle Komplikationen mit dem Respirationstrakt.

Mit Bedeutung für die Betreuung im Aufwachraum kam es in 0,3% der Fälle zu Herz-Kreislaufproblemen. Andere intraoperative Komplikationen traten nicht auf.

Komplikationen postoperativ

	Entzündung der Wunde			Thrombose*			Bluterguss/Nachblutung		
	Praxis	Vergleich	Verlauf	Praxis	Vergleich	Verlauf	Praxis	Vergleich	Verlauf
Unbehandelt	0,6%			0,6%			23,2%		
Behandelt	2,6%			0,6%			11,0%		

Abb. 23 – Komplikationen postoperativ

Die Patienten wurden nach den typischen postoperativen Komplikationen Wundinfektion, Thrombose und Bluterguss/Nachblutung gefragt.
Weiterhin wurde gefragt, ob die Komplikation behandelt wurde oder nicht.
Danach hatten 0,6% der Patienten eine nicht unbehandelte Entzündung der Wunde, 0,6% eine unbehandelte Thrombose und 23,2% eine/n unbehandelten Bluterguss/Nachblutung angegeben.
2,6% der Patienten gaben eine Behandlung einer Entzündung der Wunde, 0,6% eine Behandlung einer Thrombose und 11,0% eine/n behandelte/n Bluterguss/Nachblutung an.
Alle postoperativen Komplikationen lagen zwischen der 25. und 75. Perzentile der Vergleichsgruppe.

Behandlung der postoperativen Komplikationen
Lesebeispiel: *.% der Patienten hatten eine Thrombose, die mit Medikamenten behandelt wurde*

	Entzündung der Wunde			Thrombose			Bluterguss/Nachblutung		
	Praxis	Vergleich	Verlauf	Praxis	Vergleich	Verlauf	Praxis	Vergleich	Verlauf
Medikamente	1,9%			0,0%					
Spülung	1,9%								
Salbenverband							6,5%		
Punktion							0,0%		
Kompressionsbeh.				0,0%					
Sonstiges	0,0%			0,6%			4,5%		

Abb. 24 – Behandlung der postoperativen Komplikationen

Wegen einer postoperativen Entzündung der Wunde wurden 1,9% der Patienten mit Medikamenten und 1,9% der Patienten mit Spülung der Wunde behandelt.
Postoperative Thrombosen wurden bei 0,6% der Patienten mit sonstigen Maßnahmen behandelt.
Mit einem Salbenverband wurden 6,5% der Patienten wegen postoperativer Blutergüsse/ Nachblutungen behandelt. Bei 3,7% der Patienten erfolgten sonstige Behandlungen von Blutergüssen/Nachblutungen.

Alle Werte lagen zwischen der 25. und 75. Perzentile der Vergleichsgruppe.

Notfall vor der Entlassung

	Praxis	Vergleich	Verlauf
Stationäre Aufnahme	0,0%		

Notfall nach der Entlassung

	Praxis	Vergleich	Verlauf
Notfallmäßig zum Arzt	1,9%		

Abb. 25 – Notfälle

In keinem Fall war eine notfallmäßige stationäre Aufnahme vor der Entlassung nach Hause erforderlich. 1,9% der Patienten gaben an, dass sie nach der Entlassung nach Hause notfallmäßig einen Arzt zur Behandlung aufgesucht hätten.

Alle Werte dieses Kapitels lagen zwischen der 25. und 75. Perzentile der Vergleichsgruppe.

3.2.5. Im Aufwachraum

Die Beschwerden im Aufwachraum werden, wie die intraoperativen Komplikationen der Anästhesie, in drei Gruppen geteilt. Ohne Bedeutung für die Betreuung im Aufwachraum, mit Bedeutung für die Betreuung im Aufwachraum und Komplikationen, die ein längeres Verweilen im Aufwachraum oder eine Verlegung auf Intensiv- oder Wachstation erfordern.

Beschwerden im Aufwachraum

	Ohne Bedeutung für Betreuung im AWR			Mit Bedeutung für Betreuung im AWR			Länger im AWR oder Verlegung auf Intensiv- oder Wachstation		
	Praxis	Vergleich	Verlauf	Praxis	Vergleich	Verlauf	Praxis	Vergleich	Verlauf
Übelkeit	1,8%			0,3%			0,0%		
Erbrechen	0,0%			0,0%			0,0%		
Wundschmerzen	16,7%			3,3%			0,0%		
Muskelschmerzen	0,6%			0,0%			0,0%		
Halsschmerzen	0,0%			0,0%			0,0%		
Kopfschmerzen	0,0%			0,0%			0,0%		
Kreislaufprobleme	0,0%			0,0%			0,0%		
Atmung	0,0%			0,3%			0,0%		
Allergische Reaktion	0,0%			0,0%			0,0%		
Harnverhalt	0,0%			0,3%			0,0%		

Abb. 26 – Beschwerden im Aufwachraum

Ohne Bedeutung für die Betreuung im Aufwachraum, da nur eine leichte korrigierende Intervention erforderlich war, traten bei 1,8% der Patienten Übelkeit, bei 16,7% Wundschmerzen und bei 0,6% Muskelschmerzen auf.

Mit Bedeutung für die Betreuung im Aufwachraum, da ein intensiveres Eingreifen erforderlich war, aber ohne Bedeutung für die spätere Entlassung, traten bei 0,3% der Patienten Übelkeit auf, bei 3,3% Wundschmerzen, bei 0,3% Atmungsprobleme und bei 0,3% ein Harnverhalt auf.

Ereignisse, die ein längeres Verweilen im Aufwachraum oder eine Verlegung auf Intensiv- oder Wachstation erfordert hätten, traten nicht auf.

Bei keinem Patienten kam es zu Erbrechen, Halsschmerzen, Kopfschmerzen, Kreislaufproblemen oder Allergischen Reaktionen.

Betreuung im Aufwachraum

	Praxis	Vergleich	Verlauf
Schlechte Versorgung	0,7%		
Zu wenig Schmerzmittel	3,9%		
Zu wenig Ruhe	2,0%		

Zeit im Aufwachraum

	Praxis	Vergleich
Zeit (Minuten)	124,6	

Abb.27 – Betreuung und Zeit im Aufwachraum

Die Versorgung im Aufwachraum empfanden 0,7% der Patienten als schlecht, dass sie zu wenig Schmerzmittel im Aufwachraum erhielten, empfanden 3,9% der Patienten so und 2,0% der Patienten fühlten sich in ihrer Ruhe im Aufwachraum gestört.

Durchschnittlich verbrachten die Patienten 124,6 Minuten im Aufwachraum.

Auch alle Werte dieses Kapitels befinden sich zwischen der 25. und 75. Perzentile der Vergleichsgruppe.

3.2.6. Zu Hause

Mit dem privaten PKW wurden 74,0% der Patienten nach Hause gefahren, 3,2% nahmen öffentliche Verkehrsmittel, 12,3% ein Taxi und 10,4% gaben Sonstiges für den Transport nach Hause an.

In der Vergleichsgruppe wurden 84,4% der Patienten mit dem privaten PKW nach Hause gefahren, 3,8 mit einem Krankentransport, 2,7% nahmen öffentliche Verkehrsmittel, 6,6% ein Taxi und 2,6% gaben Sonstiges für den Transport nach Hause an.

Transport nach Hause

	Praxis	Gesamt
Privater PKW	74,0%	84,4%
Krankentransport	0,0%	3,8%
Öffentlich	3,2%	2,7%
Taxi	12,3%	6,6%
Sonstiges	10,4%	2,6%

Abb. 28 – Transport nach Hause

Alleinstehend sind 29% der Patienten, 93% hatten eine Begleitung nach Hause und 99% der Patienten fanden ihre Betreuung ausreichend. Bei 86% der Patienten hatte das OP-Team nach der Operation zu Hause angerufen.

	Praxis	Vergleich
Alleinstehend	29%	
Begleitung nach Hause	93%	
Ausreichende Betreuung	99%	
Anruf des OP-Teams	86%	

Abb. 29 – Betreuung zu Hause I

Die Quote der Anrufe des OP-Teams nach der Operation zu Hause lag deutlich über dem Durchschnitt der Vergleichsgruppe von 35%.

	Praxis	Vergleich	Verlauf
Zu wenig Medikamente	1,3%		
OP-Team schlecht erreichbar	3,9%		

Abb. 30 - Betreuung zu Hause II

Dass sie zu wenig Medikamente verordnet bekamen, fanden 1,3% der Patienten, dass das OP-Team schlecht erreichbar wäre, meinten 3,9% der Patienten. Beide Werte liegen deutlich unter dem Durchschnitt der Vergleichsgruppe und schwanken im Verlauf nur gering.

Beschwerden zu Hause
(0="Keine Schmerzen" bis 10="Unerträgliche Schmerzen")

	Durchschnittlich			Prozentual	
	Praxis	Vergleich	Verlauf	Keine	> 6
Übelkeit	0,67			85,4%	4,5%
Kreislaufprobleme	0,90			76,3%	3,2%
Schlafprobleme	0,84			75,7%	3,3%
Kopfschmerzen	0,56			78,6%	1,9%
Halsschmerzen	0,31			83,3%	0,0%
Muskelschmerzen	0,50			83,3%	1,3%
Wundschmerzen bis 3. Tag	2,50			17,0%	5,2%
Wundschmerzen nach 3. Tag	1,39			38,2%	0,7%
Schwellung nach 5. Tag	1,54			48,2%	1,4%
Schwierigkeiten beim Stuhlgang	0,47			84,3%	1,3%
Probleme beim Wasserlassen	0,14			94,8%	0,6%

Abb. 31 – Beschwerden zu Hause

In der Spalte „Praxis" wird der Durchschnittswert für die Praxis angegeben, in der Spalte „Keine" der Anteil der Patienten, die keinerlei Beschwerden hatten und in der Spalte „> 6" der Anteil der Patienten mit deutlichen Beschwerden über 6 auf der Skala von 1 bis 10.

Folgende Durchschnittswerte für die Praxis wurden gemessen: Übelkeit 0,67 / Kreislaufprobleme 0,90 / Schlafprobleme 0,84 / Kopfschmerzen 0,56 / Halsschmerzen 0,31 / Muskelschmerzen 0,50 / Wundschmerzen bis 3. Tag 2,50 / Wundschmerzen nach 3. Tag 1,39 / Schwellung nach dem 5. Tag 1,54 / Schwierigkeiten beim Stuhlgang 0,47 / Probleme beim Wasser lassen 0,14.

Keine Probleme hatten mit Übelkeit 85,4%, keine Kreislaufprobleme 76,3%, keine Schlafprobleme 75,7%, keine Kopfschmerzen 78,6%, keine Halsschmerzen 83,3%, keine Muskelschmerzen 83,3%, keine Wundschmerzen bis 3. Tag 17,0%, keine Wundschmerzen nach dem 3. Tag 38,2%, keine Schwellung nach dem 5. Tag 48,2%, keine Schwierigkeiten beim Stuhlgang 84,3%, keine Probleme beim Wasser lassen 94,8% der Patienten.

Deutliche Beschwerden durch Übelkeit hatten 4,5%, durch Kreislaufprobleme 3,2%, durch Schlafprobleme 3,3%, durch Kopfschmerzen 1,9%, durch Muskelschmerzen 1,3%, durch Wundschmerzen bis zum 3. Tag 5,2%, durch Wundschmerzen nach dem 3. Tag 0,7%,

durch Schwellung nach dem 5. Tag 1,4%, durch Schwierigkeiten beim Stuhlgang 1,3% und durch Probleme beim Wasser lassen 0,6% der Patienten.
Keine deutlichen Beschwerden gab es durch Halsschmerzen.

Bis auf die Frage nach dem Anruf des OP-Teams, bei der die 75. Perzentile überschritten wurde, lagen auch alle Werte dieses Kapitels zwischen der 25. und 75. Perzentile der Vergleichsgruppe.

3.2.7. Patientenzufriedenheit

Die Bewertung erfolgte auf einer Skala von 1 bis 5 (1= „sehr gut", 2= „gut", 3= „mittel", 4= „schlecht", 5= „sehr schlecht").

		Mittelwert	Vergleich	Verlauf	1 - 2	4 - 5
Praxis & Praxisteam	Freundlichkeit und Hilfsbereitschaft	1,14			100%	0%
	Organisation und Terminplanung	1,23			100%	0%
	Erklärung des organisatorischen Ablaufs	1,33			98%	0%
	Ausstattung der Praxis	1,20			99%	0%

Abb. 32 – Zufriedenheit mit Praxis und Praxisteam

Bewertet wurden die Praxis und das Praxisteam. Für Freundlichkeit und Hilfsbereitschaft gab es die Durchschnittsbewertung 1,14, für Organisation und Terminplanung die 1,23, für die Erklärung des organisatorischen Ablaufs die 1,33 und für die Ausstattung der Praxis die 1,20.
Kein Patient bewertete eine der Fragen mit schlecht oder sehr schlecht.

		Mittelwert	Vergleich	Verlauf	1 - 2	4 - 5
Operateur	Erklärung der Diagnose	1,27			99%	0%
	Erklärung der Operation	1,35			97%	0%
	Aufklärung über Risiken und Vorteile	1,43			96%	0%
	Information über weitere Behandlung nach OP	1,39			97%	1%

Abb. 33 – Zufriedenheit mit dem Operateur

Im zweiten Frageblock wird der Operateur bewertet. Für die Erklärung der Diagnose gab es die Durchschnittsbewertung 1,27, für die Erklärung der Operation die 1,35, für die Aufklärung über Risiken und Vorteile die 1,43 und für die Information über die weitere Behandlung nach der OP die 1,39.

Die Information über die weitere Behandlung nach der OP bewerteten 1% der Patienten schlecht oder sehr schlecht.

		Mittelwert	Vergleich	Verlauf	1 - 2	4 - 5
Anästhesist	Aufklärung über Art und Ablauf der Narkose	1,26			98%	0%
	Aufklärung über Risiken durch die Narkose	1,39			95%	0%
	Zerstreuung der Angst vor der Narkose	1,41			95%	1%

Abb. 34 – Zufriedenheit mit dem Anästhesisten

Im dritten Frageblock wird der Anästhesist bewertet. Für die Aufklärung über Art und Ablauf der Narkose gab es eine Durchschnittsbewertung von 1,26, für die Aufklärung über Risiken durch die Narkose von 1,39 und für die Zerstreuung der Angst vor der Narkose eine 1,41.
Schlecht oder sehr schlecht wurde die Zerstreuung der Angst vor der Narkose von 1% der Patienten bewertet.

			Genug		Zu wenig	Keine
		Praxis	Vergleich	Verlauf		
Zeit für offene Fragen	...des Operateurs vor der OP	95%			4%	1%
	...des Operateurs nach der OP	92%			8%	1%
	...des Anästhesisten zur Narkose	98%			2%	0%

Abb. 35 – Zufriedenheit mit der Zeit für offene Fragen

Im vierten Frageblock wurde die Zeit für die Beantwortung offener Fragen bewertet. Genug Zeit für Fragen an den Operateur vor der OP hatten 95% der Patienten, zu wenig Zeit hatten 4% und keine Zeit 1% der Patienten.
Genug Zeit für Fragen an den Operateur nach der OP hatten 92% der Patienten, zu wenig Zeit hatten 8% und keine Zeit 1% der Patienten.
Für Fragen an den Anästhesisten zur Narkose hatten 98% der Patienten genug Zeit und 2% zu wenig Zeit. Kein Patient gab an, keine Zeit für Fragen an den Anästhesisten gehabt zu haben.

Bei allen Fragen der vier Frageblöcke zur Patientenzufriedenheit wurde die Chirurgische Praxisklinik Schwerin Mitte sowie das kooperierende Anästhesieteam überdurchschnittlich gut im Vergleich zu allen anderen an AQS1 teilnehmenden Praxen bewertet.
Die Fragen zu Organisation und Terminplanung und zur Praxisausstattung unterschritten in ihrer Bewertung sogar die 25. Perzentile.

Alle anderen Fragen wurden zwischen der 25. und 75. Perzentile der Vergleichsgruppe bewertet.

Verbesserungspotential	Anteil mit größtem empfundenen Verbesserungsbedarf
Freundlichkeit des OP-Personals	
Persönl. Betreuung durch den Narkosearzt	
Sauberkeit und Hygiene in der Praxis	
Telefonische Erreichbarkeit der Praxis	
Freundlichkeit des Empfangspersonals	
Nachsorge (z.B. Verbandswechsel)	
Betreuung nach der OP bis zur Entlassung	
Wartezeiten für Operationstermin	
Wartezeiten in der Praxis	
Persönl. Betreuung durch den Operateur	
Beratung & Aufklärung durch den Operateur	
Beratung & Aufklärung durch den Narkosearzt	

Abb. 36 – Verbesserungspotential

Die Abbildung 36 – Verbesserungspotential zeigt, wo unsere Patienten Handlungsbedarf in unserer Praxisklinik sehen.

So fanden knapp unter 5% der Patienten die Beratung und Aufklärung durch den Narkosearzt verbesserungswürdig. In abnehmender Häufigkeit bis hinab zu etwa 1% der Patienten wurde in abnehmender Rangfolge in folgenden Bereichen Verbesserungsbedarf gesehen:

Beratung und Aufklärung durch den Operateur, persönliche Betreuung durch den Operateur, Wartezeiten in der Praxis, Wartezeiten für Operationstermin, Betreuung nach der OP bis zur Entlassung, Nachsorge (z.B. Verbandswechsel), Freundlichkeit des Empfangspersonals, telefonische Erreichbarkeit der Praxis, Sauberkeit und Hygiene in der Praxis, persönliche Betreuung durch den Narkosearzt und Freundlichkeit des OP-Personals.

	Mittelwert	Vergleich	Verlauf	1 - 2	4 - 5
Gesamtbewertung des Eingriffs	1,24			100%	0%

	Praxis	Vergleich	Verlauf
Würde sich wieder ambulant operieren lassen	99,4%		
Würde Praxisklinik weiterempfehlen	100,0%		

Abb. 37 – Gesamtbewertung des Eingriffs

Letztendlich erfolgte eine Gesamtbewertung des Eingriffs durch die Patienten.

Hierfür wurde die Durchschnittsbewertung 1,24 für unsere Praxisklinik abgegeben. Im Vergleich zu allen anderen Praxen, die mit durchschnittlich 1,39 ebenfalls sehr gut bewertet wurden, liegt der eigene Wert noch unterhalb der 25. Perzentile.

Abschließend wurden noch zwei für den Gesamteindruck des Patienten aussagekräftige Fragen gestellt.

Es würden sich 99,4% der Patienten wieder ambulant operieren lassen und 100,0% der Patienten würden die Chirurgische Praxisklinik Schwerin Mitte weiterempfehlen.

Auch bei der Beantwortung dieser beiden Fragen wurde die eigene Praxisklinik besser ab als die Vergleichsgruppe bewertet, die Ergebnisse lagen aber innerhalb der 25. und 75. Perzentile der Vergleichsgruppe.

4. Diskussion
4.1. AMBU-KISS

AMBU-KISS ist ein sich ständig fortschreibendes und aktualisierendes Projekt des nationalen Referenzzentrums für nosokomiale Infektionen am Hygieneinstitut der Universität Freiburg in enger Kooperation mit dem Robert-Koch-Institut. Es wurde im Jahre 2004 als Surveillance Protokoll postoperativer Wundinfektionen, speziell für Einrichtungen für das Ambulante Operieren konzipiert und angeschoben. (45)

Surveillance ist definiert als eine fortlaufende systematische Erfassung und Analyse von Krankenhausinfektionen, die für das Planen, die Einführung und die Evaluation von Hygienemaßnahmen notwendig sind. (29)

In einer deutschen Studie konnte gezeigt werden, dass Qualitätsmanagement mit Erfassung von postoperativen Infektionen zu einer Reduktion der Wundinfektionsraten führt. (15, 57)

Seit 1997 hat das NRZ begonnen, eine Referenzdatenbank „OP-KISS" aufzubauen. Bis 2004 gab es in Deutschland keine Referenzdaten für postoperative Wundinfektionen in ambulanten OP-Zentren. Die von AMBU-KISS aufgebaute Referenzdatenbank ermöglicht einen Vergleich der Infektionsraten in ambulanten OP-Zentren mit denen in Kliniken.

In der Chirurgischen Praxisklinik Schwerin Mitte wurden vier von acht möglichen Indikatoroperationen im Jahr 2008 durchgeführt. Im Einzelnen waren dies 28 Arthroskopien, 53 Hernienoperationen, 2 Mammaexzisionen und 63 Varizenoperationen. Arthroskopien, Hernienoperationen und Varizenoperationen stellen im Rahmen von AMBU-KISS die am häufigsten erfassten Operationen dar. (1, 45)

Bei Hernienoperationen und Varizenoperationen wurde die erforderliche Mindestanzahl von 30 Eingriffen im Jahr erreicht, um Eingang in die Referenzdatenbank zu finden. (2, 44)

In Abb.1 auf S. 12 wird die Verteilung der Eingriffshäufigkeit in den einzelnen OP-Zentren in sechs Häufigkeitsgruppen graphisch dargestellt. Dies sind bis 30, 31-100, 101-300, 301-600, 601-1000 und über 1000 Eingriffe pro Jahr und OP-Zentrum.

Die beiden Eingriffsarten Hernienoperationen und Varizenoperationen liegen in der Häufigkeitsgruppe 2, 31 -100 Eingriffe, der teilnehmenden OP-Zentren. Sie sind vergleichbar mit den meisten anderen teilnehmenden OP-Zentren. Bei den Hernienoperationen liegen

die meisten OP-Zentren in der Häufigkeitsgruppe 2, bei den Varizenoperationen ist sie nach der Häufigkeitsgruppe 1, bis 30 Eingriffe, die zweitstärkste Gruppe.
Bei den Arthroskopien wurde mit 28 Eingriffen die erforderliche Mindestanzahl von 30 Eingriffen im Jahr nicht erreicht, um Eingang in die Referenzdatenbank zu finden. Die eigenen Eingriffe liegen in der Häufigkeitsgruppe 1, bis 30 Eingriffe, und damit an fünfter Stelle von sechs Häufigkeitsgruppen. Die meisten teilnehmenden OP-Zentren führen zwischen 101 bis 300 Arthroskopien im Jahr durch.
Weiterhin wurden 2 Mammaexzisionen durchgeführt. Die erforderliche Mindestzahl um Eingang in die Referenzdatenbank zu finden wurde ebenfalls nicht erreicht. Die eigene Eingriffszahl liegt in der Häufigkeitsgruppe bis 30 Eingriffe und ist damit vergleichbar mit den meisten teilnehmenden OP Zentren. Nur ganz wenige Zentren haben mehr als 30 Mammaexzisionen im Jahr durchgeführt, kein OP-Zentrum mehr als 100.

Bei allen durchgeführten Indikatoroperationen kam es zu einer einzigen postoperativen Wundinfektion, die nach CDC Kriterien standardisiert, auf dem in Anhang 10.2. abgebildeten Infektionserfassungsbogen, dokumentiert und gemeldet wurde. Die Wundinfektion betraf die Indikatoroperation Venöses Stripping. Für diese Indikatoroperation beträgt die eigene durchschnittliche Infektionsrate damit 1,59% und liegt deutlich über der durchschnittlichen ambulanten Infektionsrate von 0,20%. Da in der Referenzgruppe 46.435 gemeldete Eingriffe 63 eigenen Eingriffen gegenüberstehen, ist die statistische Aussagekraft aufgrund der geringen eigenen Fallzahl begrenzt. Hier muss die Entwicklung bei zunehmender eigener Fallzahl beobachtet werden.
Für die drei anderen durchgeführten Indikatoroperationen beträgt die eigene durchschnittliche Infektionsrate 0,0%. Diese liegt unter den durchschnittlichen Infektionsraten der anderen Teilnehmer. Auch hier ist die statistische Aussagekraft aufgrund der geringen eigenen Fallzahl begrenzt.

Aufschlussreich ist jedoch der Vergleich der durchschnittlichen Infektionsraten bei ambulant durchgeführten Operationen mit denen von vergleichbaren stationär durchgeführten Operationen. Als Vergleichsgruppe dienen die im Rahmen von OP-KISS erfassten Indikatoroperationen der Risikogruppe 0 im Auswertungszeitraum Januar 2004 bis Dezember 2008. Für arthroskopische Knieoperationen beträgt die durchschnittliche Infektionsrate ambulant 0,08% (Fallzahl 91.149) und stationär 0,20% (Fallzahl 8.700). Für Hernienoperationen beträgt die durchschnittliche Infektionsrate ambulant 0,20% (Fallzahl 26.940) und stationär 0,44% (Fallzahl 10.420). Für Mammaexzisionen beträgt die durchschnittliche Infektionsrate ambulant 0,12% (Fallzahl 832) und stationär 0,66% (Fallzahl 18.002). Und für Venöse Stripping Operationen beträgt die durchschnittliche Infektionsrate ambulant 0,20% (Fallzahl 46.435) und stationär 0,59% (Fallzahl 4.255). (46)

Auch wenn für diese Beispiele die Unterschiede wegen der unterschiedlichen Fallzahlen in den Gruppen ebenfalls nicht signifikant sind, lässt sich aufgrund der Gruppengrößen doch ein deutlicher Trend ablesen. Dieser Trend sagt aus, dass bei vergleichbaren Eingriffen und vergleichbarer Risikoadjustierung ambulante Operationen mit einem deutlich geringeren Infektionsrisiko als stationäre Eingriffe behaftet sind. (7,9)

Die in der Einleitung gestellten Fragen lassen sich im Bezug auf AMBU-KISS wie folgt beantworten:

- Welche Qualitätssicherungssysteme existieren?

AMBU-KISS ist ein externes Qualitätssicherungssystem, das für die Anwendung für Ambulante OP-Zentren im Rahmen eines Qualitätsmanagementsystems geeignet ist.

- Welche Qualitätsindikatoren werden gemessen?

Gemessen wird die postoperative Wundinfektionsrate bei festgelegten Indikatoroperationen. Dies ist nur einer, wenn auch ein sehr wichtiger Qualitätsindikator.

- Wie ist der Erfassungsgrad?

Von insgesamt im Jahr 2008 durchgeführten 330 stationsersetzenden Operationen waren 146 Operationen Indikatoroperationen, die mit AMBU-KISS erfasst wurden. Dies entspricht 44,24% aller durchgeführten Eingriffe. Von den 146 erfassten Eingriffen erfüllten 116 die Studienbedingungen, dass sind 35,15%. Der Erfassungsgrad ist gut, bildet jedoch nicht die gesamte Bandbreite aseptischer Eingriffe eines nicht spezialisierten OP-Zentrums ab.

- Werden alle am Behandlungsprozess Beteiligten einbezogen?

Die postoperative Wundinfektionsrate ist ein verlässlicher Parameter zur Messung der Effektivität der hygienischen Maßnahmen. OP-Personal, Operateure, Assistenten und Sterilisationsassistenten sind Prozessbeteiligte. (7)

- Ermöglicht das System einen PDCA Zyklus?

AMBU-KISS ermöglicht einen PDCA Zyklus und leistet dadurch einen wertvollen Beitrag zur Senkung der postoperativen Wundinfektionsrate. (45)

- Wie gut ist das System für ein benchmarking geeignet?

Im Rahmen der durchgeführten Indikatoroperationen ermöglicht das System ein globales benchmarking mit allen anderen ambulant und stationär agierenden OP-Zentren. Ein differenzierter Vergleich der einzelnen OP-Zentren untereinander ist nur dem NRZ als Studieninitiator möglich.

Kostenträger werden künftig bei der Vergabe und Gestaltung von Verträgen von ihren Verhandlungspartnern verstärkt nachgewiesene Qualität fordern. Ihnen wird somit auch ein differenziertes benchmarking der einzelnen Vertragspartner möglich sein.

Ein weiteres wichtiges Ergebnis ist, dass durch die Einführung von AMBU-KISS die Anforderung des § 23 Abs. 1 des Infektionsschutzgesetzes nach fortlaufender Aufzeichnung und Bewertung nosokomialer Infektionen erfüllt wird. (13)

4.2. AQS1

Die Auswertung der Arzt- und Patientenfragebögen wird extern in anonymisierter Form durch die Firma medicaltex GmbH durchgeführt. Über eine fortlaufende Nummerierung der Bögen erfolgt die Zuordnung der separat eingegangenen Arzt- und Patientenfragebögen zueinander und zum teilnehmenden OP-Zentrum. (5, 12)

Quartalsweise werden Standardberichte erstellt, die allen Teilnehmern zugeschickt werden.

Der Bericht gliedert sich in 7 Abschnitte und ermöglicht durch eine übersichtliche tabellarische und graphische Darstellung der Ergebnisse einen schnellen Überblick über die erzielte Leistung und den Leistungsverlauf sowie den Vergleich mit allen anderen Teilnehmern. Die vier Quartalsberichte eines Jahres werden in einem Jahresbericht zusammengefasst. Darüber hinaus sind auf Anforderung weitere spezielle Berichte, wie z.B. arztspezifische Quartalsberichte, Auswertung der Studienfelder, Komplikationsauswertung, Therapiespezifische Auswertung, Leistungsberichte u.a., möglich.

Die eigenen Ergebnisse im Untersuchungszeitraum 1.1.2008 bis 31.12.2008 werden diskutiert. Als Vergleichsgruppe dienen die Ergebnisse aller anderen AQS1-Teilnehmer im Fünfjahreszeitraum 1.1.2004 bis 31.12.2008.

Im Jahr 2008 wurden 330 ambulante stationsersetzende Operationen nach § 115 b SGB V in der Chirurgischen Praxisklinik Schwerin Mitte durchgeführt und einer Auswertung mit AQS1 zugeführt. Die Rücklaufquote der eigenen Patientenfragebögen betrug 49%, die der anderen Teilnehmer 45%. Die Rücklaufquoten sind vergleichbar denen anderer Befragungen zur Patientenzufriedenheit, die in der Literatur zwischen 20% und 70% liegen. Die vorliegenden Ergebnisse sind bei einer Rücklaufquote von 49% auswertbar und aussagekräftig. (26, 41, 49, 58, 65)

4.2.1. Allgemeine Daten zum Patienten

Die Geschlechterverteilung ist mit 42% männlichen und 58% weiblichen Patienten relativ ausgeglichen, ausgeglichener als in der Vergleichsgruppe mit 34% männlichen und 66% weiblichen Patienten.

Die Altersverteilung der eigenen Patienten ist ebenfalls ausgeglichen und vergleichbar mit der Vergleichsgruppe. Kinder unter 10 Jahren wurden in der eigenen Praxisklinik im Untersuchungszeitraum nicht operiert.

Die soziale Stellung der eigenen Patienten, ausgedrückt durch die Frage nach dem Arbeitsverhältnis und dem Krankenversicherungsstatus, ist ausgewogen und zeigt keine signifikanten Unterschiede zur Vergleichsgruppe.

Bei der Wahl der Praxisklinik fällt auf, dass mit 41,0% ein hoher Anteil der eigenen Patienten auf Empfehlung kommt, wohingegen nur 26,1% durch Überweisung kamen. Diese eigenen Werte sind reziproke zu den Werten der anderen Teilnehmer. Telefonbuch, Branchenbuch und Internet spielen bei der Wahl der Praxisklinik bei allen Teilnehmern nur eine untergeordnete Rolle. Entscheidende Kriterien für die Wahl einer Praxisklinik sind für die überwiegende Mehrheit der Patienten die Überweisung durch einen anderen Arzt, eigene Vorerfahrung und die Empfehlung der Praxisklinik aus dem persönlichen Umfeld.

4.2.2. Gesundheitszustand des Patienten

Die Ermittlung des Gesundheitszustandes der Patienten beruht auf einer Selbsteinschätzung und der ASA-Klassifizierung der Patienten durch den Anästhesisten.

Die eigenen Ergebnisse zeigen keine gravierenden Unterschiede im Vergleich zu den anderen Teilnehmern. Die überwiegende Mehrheit der Patienten bezeichnet den eigenen Gesundheitszustand als gut bis sehr gut, nur 16% als mittel. Patienten, die den eigenen Gesundheitszustand als schlecht oder sehr schlecht bezeichnen würden, streben offensichtlich keine ambulante Operation an. Die Selbsteinschätzung der Patienten spiegelt sich in der ASA-Einstufung wieder. Die überwiegende Mehrheit erhielt eine ASA I oder ASA II, nur 2% eigene und 5% andere Patienten wurden mit ASA III eingestuft, keine Patienten mit ASA IV.

Die Beeinträchtigung durch die Erkrankung wurde von den eigenen Patienten ähnlich empfunden wie von allen anderen. Bei Antwortmöglichkeiten von gar nicht bis sehr stark waren die meisten Antworten von gering über mittel bis stark verteilt.

Die Arbeitsunfähigkeit bei den eigenen Patienten bestand sowohl präoperativ als auch postoperativ tendenziell länger als in der Vergleichsgruppe.

Mögliche Ursachen für eine präoperativ längere Arbeitsunfähigkeit könnten Wartezeiten auf Facharzttermine für präoperative Diagnostik sein. Aus der sozialen Stellung, dem Gesundheitszustand und der empfundenen Beeinträchtigung durch die Erkrankung lassen sich die Unterschiede nicht erklären. Dies gilt insbesondere für die postoperativ längere Arbeitsunfähigkeitsdauer.

Bei den Medizinischen Risikofaktoren überwiegen Herz-Kreislauf Erkrankungen und Adipositas, sie kommen bei den eigenen Patienten auch häufiger vor als in der Vergleichsgruppe, bewegen sich aber innerhalb der 25. bis 75. Perzentile. Alle übrigen Risikofaktoren spielen eine untergeordnete Rolle und sind vergleichbar.

Auch bezüglich der Wundkontaminationsklasse und der Dringlichkeit des Eingriffs gibt es keine signifikanten Unterschiede zwischen den eigenen Patienten und den anderen Teilnehmern. Es überwiegen planbare, aseptische Eingriffe.

4.2.3. Operation

Zunächst werden allgemeine Daten zur OP erfasst. Die Fragen zum Aufklärungszeitpunkt zur OP und zur Narkose lassen wichtige Rückschlüsse über die Prozessqualität zu. Beide Fragen wurden von den eigenen Patienten überdurchschnittlich, auf insgesamt sehr hohem Niveau, beantwortet. Aufklärung zur Narkose vor dem OP-Tag 88,3% und Aufklärung zur OP vor dem OP-Tag 99,1% der Patienten.

Die Frage Second Opinion gibt an, wie viele Patienten bereits mit einer richtigen Verdachtsdiagnose dem Chirurgen vorgestellt werden. Mit 62,7% liegt der eigene Wert über dem Durchschnitt. Man kann davon ausgehen, je höher der Wert, umso besser die Kooperation mit den Zuweisern und umso zielgenauer die Zuweisung.

Die Fragen, ob es sich um einen Primäreingriff handelte, ob eine Histologie entnommen wurde und ob sich die Diagnose intraoperativ bestätigte, wurden innerhalb der Perzentilengrenzen auf vergleichbarem Niveau wie bei den anderen Teilnehmern beantwortet. Die Beantwortung dieser Fragen lässt jedoch keine Rückschlüsse auf die Prozess- und Ergebnisqualität zu, da sie sehr stark eingriffsabhängig und zu wenig zielgenau sind. So ist z.B. ein Sekundäreingriff bei einer Hernie nichts negatives, wenn man den Primäreingriff nicht selbst vorgenommen hat. Eine Materialentfernung nach einer Osteosynthese ist immer ein Sekundäreingriff, ohne das deshalb die Qualität des Ersteingriffs in Frage zu stellen wäre.

Bei vielen Eingriffen, wie z.b. Hernien oder Materialentfernungen, macht die Entnahme einer Histologie keinen Sinn. Bei Eingriffen mit teils diagnostischem Charakter, wie z.b. der Arthroskopie, ist die Angabe der Diagnosesicherheit ebenfalls kein Qualitätskriterium.

Die Wartezeit vom OP-Termin bis OP-Beginn lag mit 40,4 Minuten leicht über dem Durchschnitt, der Anteil der unruhigen und nervösen Patienten vor der OP lag mit 12,6% deutlich unter dem Durchschnitt. Hier zeigen sich deutlich Fragen der Struktur- und Prozessqualität.

Es stehen zwei Aufwachräume zur Verfügung, in denen die Patienten sowohl prä- als auch postoperativ betreut werden. Um unnötige Unruhe in den Aufwachräumen durch kommende und gehende Patienten zu vermeiden, führen wir Blockbestellungen zu um 7:30 Uhr und 10:00 Uhr durch. Dadurch lässt sich im Einzelfall eine längere Wartezeit nicht vermeiden. Auf diesen strukturellen Nachteil wurde mit einer Anpassung der Prozessqualität reagiert, indem alle Patienten bei Ankunft im Aufwachraum einen venösen Zugang erhalten und bei erkennbarer Nervosität sediert werden.

Die Erhebung der präoperativen Befunde für die OP- und Anästhesiedurchführung erfolgt ganz wesentlich durch die zuweisenden Hausärzte. Dies vor dem Hintergrund, dass die Vergütung der präoperativen Befunderhebung durch die Kassenärztliche Vereinigung nur noch an Hausärzte gezahlt wird. Nur bei Eingriffen in Lokalanästhesie, bei denen präoperativ lediglich die Anamnese erhoben wird, und bei Privatpatienten, Selbstzahlern und BG-Fällen macht aus wirtschaftlicher Sicht die präoperative Befunderhebung durch den Operateur Sinn.

Die Anästhesiedurchführung erfolgt in 81,8% durch den Anästhesisten und in 18,2 % durch den Operateur. Durch den Operateur werden ausschließlich Lokalanästhesien und Nervenblockaden durchgeführt. Dies zeigt sich in Abb.18 in der Verteilung der Anästhesieverfahren.

Durch den Anästhesisten werden mit 66,1% Larynxmaskennarkosen und 7,6% Intubationsnarkosen die Allgemeinanästhesieverfahren durchgeführt. Von den anderen Anästhesieverfahren spielen mit 7,6% nur noch die Plexusanästhesien eine Rolle. Bemerkenswert ist, dass bei ambulanten Eingriffen fast keine rückenmarksnahen Anästhesieverfahren eingesetzt werden.

Die OP-Organisation ist sehr effizient. Mit 3,5 Minuten Einleitungszeit, 36,7 Minuten Schnitt-Naht-Zeit und 44,4 Minuten Gesamt OP- Verweildauer werden sehr kurze Gesamt OP-Zeiten erreicht.

Alle Eingriffe wurden mit nur einer nichtärztlichen Assistenz durchgeführt. In 1,8% aller Eingriffe war eine ärztliche Assistenz erforderlich. Alle vom Anästhesisten durchgeführten Anästhesien erfolgten ebenfalls mit einer nichtärztlichen Assistenz.

Alle gemessenen eigenen Werte sind mit dem Durchschnitt aller anderen Teilnehmer vergleichbar.

Bei der Bewertung der perioperativen Medikation fällt auf, dass bei der O2-Insufflation und bei Sedativa für die eigenen Patienten die 75. Perzentile überschritten wird, obwohl die Anästhesieverfahren vergleichbar sind. Dieser Unterschied zu den anderen Teilnehmern ist nicht plausibel und kann nur durch eine unterschiedliche Interpretation der Fragebögen erklärt werden. Hier muss eine unmissverständlichere Präzisierung der Ausfüllanleitung gefordert werden.

4.2.4. Komplikationen

Intraoperative Komplikationen durch den Operateur treten insgesamt extrem selten auf, so dass Einzelereignisse bei der eigenen noch geringen Fallzahl sofort statistisch relevant werden. Leider ist eine Differenzierung wie bei den intraoperativen Anästhesiekomplikationen und den Komplikationen im Aufwachraum nicht vorgesehen. So ergibt sich nur ein unscharfes Bild.

Intraoperative Komplikationen der Anästhesie treten ebenfalls sehr selten auf. Wenn Komplikationen auftraten, dann fast ausschließlich als „beinahe Komplikationen" ohne Bedeutung für die Betreuung im Aufwachraum. Mit 9,1 % der „beinahe Komplikationen" nahmen Herz-Kreislaufprobleme, gefolgt von 2,1% Medikamenten Komplikationen die ersten Plätze ein. Beide Komplikationsarten lagen über dem Durchschnitt.

Postoperative Komplikationen wurden auf dem Patientenfragebogen erfasst und sind dadurch mit einer gewissen Ungenauigkeit behaftet. Diese entsteht durch die unterschiedliche Wahrnehmung des medizinischen Laien. Diese Ungenauigkeit wird jedoch weitestgehend durch Angaben zur Behandlungsbedürftigkeit der Komplikationen und zur Behandlungsart wieder relativiert, da diese Angaben auch von Laien sehr genau zu machen sind. Nach den drei typischen postoperativen Komplikationen, Entzündung der Wunde, Thrombose und Bluterguss/Nachblutung wurde gefragt.

Auch hier zeigen sich minimale Komplikationsraten bei Wundentzündungen und Thrombosen, lediglich aufgetretene Blutergüsse/Nachblutungen werden von 23,2% der Patienten ohne Behandlung und von 11% der Patienten mit Behandlung angegeben.

Bei 1,9% der Patienten war eine medikamentöse Behandlung und Spülung wegen aufgetretener Entzündung der Wunde erforderlich. Wegen Thrombosen erfolgten keine Behandlungen und wegen Blutergüssen/Nachblutungen wurden bei 6,5% der Patienten Salbenverbände und bei 4,5% sonstige Maßnahmen durchgeführt.
Kein Patient musste aus dem Aufwachraum in stationäre Behandlung verlegt werden.
1,9% der Patienten gaben an, sich nach Entlassung notfallmäßig an einen Arzt gewandt zu haben. Die Komplikationsraten sind insgesamt sehr gering, die eigenen Komplikationen liegen im Durchschnitt aller anderen Teilnehmer.

4.2.5. Im Aufwachraum

Im Aufwachraum standen erwartungsgemäß mit 16,7% Wundschmerzen an der Spitze der Beschwerden, gefolgt von 1,8% Übelkeit und 0,6% Muskelschmerzen. All diese Beschwerden waren leichterer Natur und erforderten kein oder nur geringes Eingreifen. Stärkere Intervention erforderten Wundschmerzen in 3,3% der Fälle, Atmungsprobleme, Übelkeit und Harnverhalt unter 1% der Fälle. Alle aufgetretenen Beschwerden im Aufwachraum sind in ihrer Häufigkeit vergleichbar mit denen der anderen Teilnehmer. Bis auf die postoperativen Wundschmerzen, die leicht über dem Durchschnitt auftraten und zu einer Anpassung der Schmerztherapie geführt haben, sind die anderen aufgetretenen Beschwerden von so geringer Häufigkeit, dass hier kaum noch eine Korrektur möglich erscheint.
Nur 0,7% der eigenen Patienten fanden, dass sie im Aufwachraum schlecht versorgt wurden und 2,0% hatten zu wenig Ruhe im Aufwachraum. Diese Werte liegen über dem ohnehin schon sehr guten Durchschnitt und lassen sich ebenfalls kaum verbessern. 3,9% der Patienten empfanden die Schmerzmittelgabe im Aufwachraum zu gering, was fast genau dem allgemeinen Durchschnittswert entspricht.
Die durchschnittliche Verweildauer im Aufwachraum betrug 124,6 Minuten und liegt damit leicht über dem Durchschnitt. Dieser Wert entspricht auch den Angaben in der Literatur zur Verweildauer in Aufwachräumen. Eine weitere Verkürzung der Zeit im Aufwachraum erscheint wenig sinnvoll. (31)

4.2.6. Zu Hause

Nach der ambulanten Operation gab es zu Hause bei unseren Patienten und bei den über 300.000 Patienten der Vergleichsgruppe kaum nennenswerte Probleme. (18)
Die Mehrzahl, 74%, ließ sich von Angehörigen im privaten PKW nach Hause fahren. Mit dem Taxi fuhren 12,3% nach Hause, auf sonstige Art kamen 10,4% nach Hause. 3,2% der

Patienten nahmen Öffentliche Verkehrsmittel. Die Heimfahrt mit dem Krankentransport war bei den eigenen Patienten nicht erforderlich und insgesamt auch nur sehr selten.
Alleinstehende waren 29% der operierten Patienten, dennoch hatten 93% eine Begleitung nach Hause. 99% empfanden ihre Betreuung zu Hause als ausreichend und 86 % erhielten am Abend des OP-Tages einen Anruf des OP-Teams zu Hause.
Bis auf die deutlich höhere Rate von Anrufen des OP-Teams, über der 75. Perzentile, sind alle anderen gemessenen eigenen Werte ähnlich wie die der Vergleichsgruppe.
Diese Werte sind Ausdruck einer Prozessqualität, die es zu organisieren gilt. Mit der OP-Aufklärung erhält jeder Patient neben einem OP-Aufklärungsbogen ein Merkblatt, auf dem in Cheklistenform alle Phasen der ambulanten Operation aufgeführt sind. Zum OP-Tag bringt jeder Patient ein von ihm auszufüllendes Formular mit den persönlichen Kontaktdaten und den Kontaktdaten einer Betreuungsperson mit.

Zu wenige Medikamente zu haben, gaben 1,3% der Patienten an. 3,9% fanden, das OP-Team sei schlecht erreichbar. Diese Werte sind ebenfalls vergleichbar und liegen leicht über dem Durchschnitt.
Auch diese Werte sind Ausdruck einer Prozessqualität. Jeder operierte Patient erhält vor seiner Entlassung nach Hause ein Merkblatt des Operateurs und des Anästhesisten. Darauf sind Diagnose und durchgeführte Operation, Vorschriften zur Thromboseprophylaxe, zu Medikamenteneinnahmen, Verhaltens- und Lagerungsanweisungen, Essensanweisungen, der nächste Wiedervorstellungstermin, Hinweise zum Verhalten in Notfällen und die Handy- und Festnetznummern des OP-Teams vermerkt.

Bei der Mehrzahl der operierten Patienten traten zu Hause keine oder kaum Beschwerden auf. Führend sind auch hier die Wundschmerzen bis zum 3. Tag mit einem durchschnittlichen Wert von 2,5 auf der Skala von 1 bis 10. 17% hatten keine Wundschmerzen bis zum 3. Tag und 5,2% hatten Schmerzen mit einem Wert >6 auf der Skala von 1 bis 10. Es folgt Schwellung nach dem 5. Tag mit einem Durchschnittswert von 1,54 und Wundschmerzen nach dem 3.Tag mit einem Durchschnittswert von 1,39. Alle anderen Beschwerden zu Hause sind mit Durchschnittswerten unter 1 angegeben.
Die eigenen gemessenen Werte bewegen sich im Durchschnitt aller Teilnehmer und sind damit repräsentativ.

4.2.7. Patientenzufriedenheit

Im letzten Abschnitt wird die Patientenzufriedenheit mit einer Notenskala von 1 bis 5 gemessen.

Bewertet werden zunächst die Praxis und das Praxisteam. Freundlichkeit und Hilfsbereitschaft, Organisation und Terminplanung, Erklärung des organisatorischen Ablaufs und die Ausstattung der Praxis. Die Durchschnittsnoten liegen zwischen 1,14 und 1,33. Bei allen Fragen sind die Noten besser als im Durchschnitt aller anderen Teilnehmer, bei zwei Fragen sogar unter der 25. Perzentile.

In einem nächsten Abschnitt wird die Zufriedenheit mit dem Operateur bewertet.
Noten werden vergeben für die Erklärung der Diagnose, die Erklärung der Operation, die Aufklärung über Risiken und Vorteile und die Information über die weitere Behandlung nach der OP. Die Durchschnittsnoten liegen zwischen 1,27 und 1,43 und damit über den Durchschnittsnoten der Vergleichsgruppe innerhalb der Perzentilen.

Zur Zufriedenheit mit dem Anästhesisten sind drei Bereiche zu bewerten. Aufklärung über Art und Ablauf der Narkose, Aufklärung über Risiken durch die Narkose und Zerstreuung der Angst vor der Narkose. Die Durchschnittsnoten liegen zwischen 1,26 und 1,41 damit ebenfalls über den Durchschnittsnoten der Vergleichsgruppe innerhalb der Perzentilen.

Ein weiterer Fragekomplex beschäftigt sich mit der Zeit für offene Fragen an den Operateur vor der OP, an den Operateur nach der OP und an den Anästhesisten zur Narkose. Zwischen 92% und 98% der Patienten fanden, dass sie genug Zeit für offene Fragen hatten. Auch diese Werte liegen alle leicht über dem Durchschnitt. Aber zwischen 2% und 8% der Patienten fanden auch, dass sie zu wenig Zeit für offene Fragen hatten, und 1% der Patienten fand, dass sie keine Zeit vor und nach der OP für Fragen an den Operateur hatten.
Hier gilt es, selbstkritisch gegenüber der eigenen Arbeit zu sein und den Verlauf der eigenen Werte, sowie den Vergleich zur Durchschnittsgruppe zu beobachten.

Die Patienten können auf dem Fragebogen vorgegebene Bereiche auswählen, in denen sie den größten Verbesserungsbedarf sehen, wobei Mehrfachnennungen möglich sind. Insgesamt haben nur weniger als 5% der Patienten von dieser Möglichkeit Gebrauch gemacht. Der größte Verbesserungsbedarf wird demnach bei der persönlichen Zuwendung von Operateur und Narkosearzt empfunden.

Diese Aussage deckt sich mit den Ergebnissen zu dem Fragekomplex zur Zeit für offene Fragen. Die persönliche Zuwendung des Arztes ist demnach ein ganz entscheidender Faktor für die Zufriedenheit der Patienten. Da die Zeit für die Zuwendung zum Einzelnen nicht endlos ist, muss der Arzt durch arbeitsorganisatorische Maßnahmen und Mitarbeiterführung sich von möglichst allen delegierbaren Leistungen freimachen um diese Zeit zu gewinnen. Auch darf er sich, z.b. durch zu eng gesetzte Terminabstände, nicht zu viel zumuten, da dies unweigerlich zu einer Abnahme der Patientenzufriedenheit und damit zu einem Qualitätsverlust führen würde.

Die Gesamtbewertung des Eingriffs wird von den eigenen Patienten mit 1,24 besser als der Durchschnitt und noch unterhalb der 25. Perzentile benotet.
99,4% der eigenen Patienten würden sich wieder ambulant operieren lassen und 100% der eigenen Patienten würden die Praxisklinik weiterempfehlen. Diese beiden Werte liegen leicht über dem Durchschnitt der anderen Teilnehmer, sind aber vergleichbar. (16, 41, 47, 48)

4.2.8. AQS1 Gesamtbewertung

Nach der Diskussion der einzelnen Abschnitte des AQS1 Standardberichtes soll nun eine Gesamtbetrachtung mit Beantwortung der in der Einleitung gestellten Fragen erfolgen.

- Welche Qualitätssicherungssysteme existieren?

Mit AQS1 bietet die Firma medicaltex GmbH ein externes Qualitätssicherungssystem für ambulant operierende OP-Zentren an, dass seine Realisierbarkeit bei geringen Kosten und geringem bürokratischem Aufwand in der praktischen Anwendung bewiesen hat. Es kann ergänzt werden durch AQS2, bei dem auf einem Perioperationsbogen das System um die Dokumentation der Indikationsstellung und des postoperativen Heilverlaufs durch den Arzt ergänzt wird.
Für stationäre Operationen wird mit SQS1 ein analog aufgebautes Fragebogensystem zur Qualitätssicherung angeboten, das durch seine Analogie einen Vergleich zwischen ambulant und stationär durchgeführten Operationen mit hoher Aussagekraft erlaubt. (5)

- Welche Qualitätsindikatoren werden gemessen?

Mit AQS1 wird der gesamte Prozess einer Ambulanten Operation mit Aussagen zur Strukturqualität, zur Prozessqualität und zur Ergebnisqualität abgebildet.
Folgende klinisch relevante Qualitätsindikatoren werden gemessen:

1. Ungeplante Nachoperation am gleichen Tag
2. Ungeplante stationäre Aufnahme nach ambulanter Operation
3. Ungeplante Krankenhauseinweisung innerhalb von 14 Tagen
4. Wartezeit vom geplanten OP-Termin bis OP-Beginn
5. OP-Blockierungszeit
6. Zeit im Aufwachraum
7. Arbeitsunfähigkeitstage nach der Operation
8. Intensität der Wundschmerzen am 1. postoperativen Tag
9. Intensität der Übelkeit am 1. postoperativen Tag
10. Möglichkeit den Operateur/Narkosearzt jederzeit zu erreichen
11. Notwendigkeit, nach Entlassung als Notfall, also ungeplant einen anderen Arzt aufsuchen zu müssen
12. Ausreichende Schmerzmittelversorgung am OP-Tag
13. Behandlungsbedürftige Komplikation „Entzündung der Wunde"
14. Behandlungsbedürftige Komplikation „Thrombose"
15. Behandlungsbedürftige Komplikation „Nachblutung"
16. Zufriedenheit mit der ambulanten Operation (19)

- Wie ist der Erfassungsgrad?

Der Erfassungsgrad beträgt für den Arztfragebogen 100% aller ambulant nach § 115 b durchgeführten stationsersetzenden und nach OPS verschlüsselten Operationen. Durch die Umstellung der Erfassung der Arztfragebogendaten auf papierlose Erfassung über ein Internetportal ist gesichert, dass auch künftig kein Fragebogen verloren gehen kann.

Die Rücklaufquote der Patientenfragebögen betrug im Erfassungszeitraum 49%. Dies ist ein mit den Angaben in der Literatur vergleichbar guter Wert, der eine aussagekräftige Bewertung der Ergebnisse zulässt. (26, 49, 58, 65)

- Werden alle am Behandlungsprozess Beteiligten einbezogen?

Es erfolgt eine Bewertung aller Prozessbeteiligten vom Praxispersonal über den Operateur und den Narkosearzt bis zur Betreuung zu Hause.

- Ermöglicht das System einen PDCA Zyklus (Plan-Do-Check-Act)?

Die Planung des Fragebogensystems mit Einbeziehung aller im Rahmen einer ambulanten Operation klinisch relevant erscheinenden Qualitätsindikatoren und den zugehörigen notwendigen Basisdaten kann jederzeit an neue Erkenntnisse angepasst werden. Individuelle Anpassungen sind über die Nutzung von 5 Studienfeldern möglich.

Die Durchführung ist unproblematisch und mit geringen Kosten und geringem bürokratischem Aufwand verbunden. Die Akzeptanz ist hoch.

Eine fortlaufende Kontrolle der eigenen Qualität ist durch Quartalsberichte gewährleistet. Diese sind Grundlage der regelmäßigen Teambesprechungen, an denen alle Prozessbeteiligten teilnehmen. Hier können anhand der Quartalsberichte mögliche Qualitätsprobleme zeitnah identifiziert und Lösungen zur Qualitätsverbesserung erarbeitet werden.

Damit werden alle Forderungen an einen kontinuierlichen Verbesserungsprozess erfüllt. (37)

- Wie gut ist das System für ein benchmarking geeignet?

Die übersichtliche Gestaltung der Quartalsberichte mit aussagekräftigen Grafiken ermöglicht auf einen Blick den Vergleich mit der Vergleichsgruppe. Diese besteht aus allen anderen teilnehmenden Praxen mit ihren in einem Fünfjahreszeitraum gemeldeten Eingriffen. Durch die Größe der Vergleichsgruppe mit über 500 Teilnehmern und über 300.000 erfassten Eingriffen ist eine hohe statistische Aussagekraft der Vergleichsdaten gegeben. Die Aussagekraft der eigenen Daten nimmt mit zunehmender Teilnahmedauer zu.

Durch eine Aufnahme der Top 10 Hauptdiagnosen und der Top 10 Eingriffe nach OPS in die Quartalsberichte würde sich deren Aussagekraft und die Vergleichbarkeit der Daten noch einmal deutlich verbessern.

Darüber hinaus gilt das gleiche wie bei AMBU-KISS zu dieser Frage.

5. Zusammenfassung

Bis Ende des Jahres 2009 besteht für alle ambulant tätigen Ärzte nach Maßgabe des §135a SGB V die gesetzliche Verpflichtung, ein einrichtungsinternes Qualitätsmanagement einzuführen und weiterzuentwickeln.

Bestandteil aller gängigen Qualitätsmanagementsysteme ist die Verpflichtung zur Teilnahme an internen sowie externen Qualitätssicherungsmaßnahmen, die nicht näher spezifiziert sind.

Da ambulante Operationen einen wesentlichen Anteil unserer Tätigkeit ausmachen und die besonders kritische Aufmerksamkeit der Behörden und Selbstverwaltungsorgane, aber auch der Patienten und Kostenträger genießen, hielten wir es für angemessen, externe Qualitätssicherung in diesem Bereich der ambulanten Tätigkeit zuerst einzuführen.

Wir haben uns bei der Auswahl eines externen Qualitätssicherungssystems für ambulante Operationen die folgenden Fragen gestellt:

- Welche Qualitätssicherungssysteme existieren?
- Welche Qualitätsindikatoren werden gemessen?
- Wie ist der Erfassungsgrad?
- Werden alle am Behandlungsprozess Beteiligten einbezogen?
- Ermöglicht das System einen PDCA Zyklus?
- Wie gut ist das System für ein benchmarking geeignet?

Als Qualitätsziele wurden eine möglichst niedrige Wundinfektionsrate und eine möglichst hohe Patientenzufriedenheit definiert.

Nach einer Recherche der in Deutschland verfügbaren externen Qualitätssicherungssysteme wurden AMBU-KISS und AQS1 ausgewählt, um sie einer Überprüfung zu unterziehen.

Dazu wurden beide externen Qualitätssicherungssysteme in der Chirurgischen Praxisklinik Schwerin Mitte über den vorher definierten Zeitraum 1.1.2008 bis 31.12.2008 parallel angewendet und anschließend kritisch bewertet.

Die zu untersuchende Probandengruppe bestand aus 330, und damit allen, nach § 115b SGB V durchgeführten stationsersetzenden ambulanten Operationen.

Durch die Teilnahme an der AMBU-KISS Studie werden die Infektionsraten für die eigenen Indikatoroperationen erfasst und mit denen aller anderen Studienteilnehmern verglichen.

Vergleichsdaten sind die gepoolten Infektionsraten der AMBU-KISS-Teilnehmer und, soweit die Indikatoroperation auch im Rahmen von OP-KISS im Krankenhaus erfasst wird, die Ergebnisse der jeweiligen Risikogruppe 0 bei OP-KISS.
Es wird ausschließlich der Qualitätsindikator postoperative Wundinfektionsrate bei Indikatoroperationen gemessen. Dadurch werden, durch das Studiendesign bedingt, nur die Ambulanten Operationen erfasst, die zu den Indikatoroperationen zählen. Dennoch lassen die Ergebnisse Rückschlüsse auf das praxisinterne Hygienemanagment und damit auf alle Prozessbeteiligten am Hygienemanagment zu.
AMBU-KISS ist als fortlaufende Studie angelegt und ermöglicht dadurch einen PDCA Zyklus. Der Umfang der Studie mit 160 Teilnehmern und 169.336 Eingriffen bis 31.12.2008 gibt ein gutes benchmarking bezüglich der postoperativen Wundinfektionsrate.
Allein schon die Studienteilnahme trägt zum Erreichen des Qualitätsziels einer möglichst niedrigen postoperativen Wundinfektionsrate bei und dokumentiert diese.
Die Teilnahme an AMBU-KISS ist kostenlos und mit minimalem bürokratischem Aufwand verbunden.
Die Anforderung des § 23 Abs. 1 des Infektionsschutzgesetzes nach fortlaufender Aufzeichnung und Bewertung nosokomialer Infektionen wird erfüllt.

AQS1 ist ein wissenschaftlich anerkanntes Qualitätssicherungssystem, das valide Daten zur Prozess- und Ergebnisqualität sowie zur Patientenzufriedenheit liefert. Es ist als fachübergreifender Fragebogen für ambulantes Operieren mit einem Arztfragebogen für Operateur und Anästhesist und einem Patientenfragebogen konzipiert.
Bei geringen Kosten und vertretbarem bürokratischen Aufwand ist die Anwendung unkompliziert und sicher.
Eine Vielzahl von Qualitätsindikatoren wird gemessen, insbesondere ungeplante Ereignisse, Komplikationen, postoperative Beschwerden, organisatorische Aspekte und die Patientenzufriedenheit.
Mit AQS1 werden alle Ambulanten Operationen erfasst. Die Rücklaufquote der Patientenfragebögen ist mit 49% überdurchschnittlich hoch. Vom Empfangspersonal über das OP-Personal, die Anästhesie und die Betreuer zu Hause, werden die Leistungen aller am Behandlungsprozess Beteiligten mit diesem System abgebildet.
Durch die fortlaufende Anwendung und regelmäßige Rückmeldung der Ergebnisse in Form der Quartalsberichte ist ein PDCA Zyklus möglich.

In übersichtlicher tabellarischer und graphischer Form werden die eigenen Ergebnisse in den Berichten mit den Durchschnittsergebnissen aller anderen Teilnehmer verglichen. Durch eine Verlaufsdarstellung der Ergebnisse im Vergleich zu den Vorquartalen werden Änderungen der Qualität der Leistung sofort sichtbar. Mit über 1.000 bundesweit teilnehmenden Ärzten und 337.488 dokumentierten Eingriffen bis 31.12.2008 ist ein aussagekräftiges benchmarking möglich.

Die definierten Qualitätsziele einer möglichst niedrigen Wundinfektionsrate und einer möglichst hohen Patientenzufriedenheit lassen sich durch den Einsatz von AQS1 durch gezielte Offenlegung von Schwachstellen und deren Beseitigung verbessern und dokumentieren.

Mit AQS1 und AMBU-KISS werden zwei externe Qualitätssicherungssysteme angeboten, die beide in unserer Einrichtung den Praxistest bestanden haben. Beide sind einfach und sicher in der Handhabung bei überschaubarem bürokratischem und finanziellem Aufwand. Ein sehr umfangreiches und differenziertes Bild der erreichten Qualitätsziele liefert AQS1. Die auch unter rechtlichen Aspekten bedeutsame standardisierte Erfassung und Dokumentation der postoperativen Wundinfektionen nach CDC Kriterien ist aber nur bei AMBU-KISS möglich.

Beide Qualitätssicherungssysteme ergänzen sich und werden auch zukünftig in der Chirurgischen Praxisklinik Schwerin Mitte zur externen Qualitätssicherung angewendet werden.

6. Literaturverzeichnis

1. AMBU-KISS – Krankenhaus-Infektions-Surveillance-System zur Erfassung von postoperativen Wundinfektionen in Einrichtungen für Ambulantes Operieren Berechnungszeitraum: Januar 2004 bis Dezember 2008, Online in Internet: URL: http://www.nrz-hygiene.de/dwnld/2008_12_Referenzdaten_Berlin.pdf (Stand: 2009-12-23)

2. AMBU-KISS Protokoll pdf., S.5, Online in Internet: URL: http://www.nrz-hygiene.de (Stand:2009-12-23)

3. Anonym: Mitteilung der Kommission für Krankenhaushygiene und Infektionsprävention zur Surveillance (Erfassung und Bewertung) von nosokomialen Infektionen (Umsetzung von § 23 IfSG) Bundesgesundhbl. 2001; 44: 523-536.

4. Anonymus, Ambulante OP statt stationär: TK spart 900.000 Euro, 18.11.2005, Ärzte Zeitung

5. AQS1-Handbuch, medicaltex, Online in Internet: URL: http://www.medicaltex.de/download/AQS1_Handbuch.pdf (Stand: 2009-12-27)

6. AWMF online, „Prävention, Standards und zukünftige Entwicklungen in den medizinischen Spezialgebieten", Text Kapitel Leitlinien ...: Qualitätssicherung Chirurgie, Online in Internet: URL: http://www.uni-duesseldorf.de/awmf/gb/l_qschir.htm (Stand: 2009-12-27)

7. Axmann S, Tabori E, Empfehlung zur „Prävention postoperativer Infektionen im Operationsgebiet" der Kommission für Krankenhaushygiene und Infektionsprävention am Robert Koch-Institut, ambulant operieren 2, Band 14, Juni 2007, S. 56-62, Thieme Verlag

8. Babikir R, Dettenkofer M, AMBU-KISS Referenzdaten 2003 bis 2008: Keine Vorteile durch RLT-Anlagen im OP, ambulant operieren, Band 15, Heft 4, 2008, S.158-159, Thieme Verlag

9. Babikir R, Meyer S, Dettenkofer M, Fünf Jahre AMBU-KISS, ambulant operieren, Band 14, Heft 4, 2007, S.181-182, Thieme Verlag

10. Bäcker K, Mayr R, Integrierte Versorgung nur mit Qualitätssicherung, Ambulante Chirurgie, 8. Jahrgang, Heft 1/2004, S.28-31, Urban & Vogel

11. Bäcker K, Mayr R, Qualitätssicherung in der Medizin, Ambulante Chirurgie, 7. Jahrgang, Heft 6/2003, S.28-30, Urban & Vogel

12. Bäcker K, Mayr R, Wissenschaftliche Abhandlung: AQS1-Qualitätssicherung für ambulante Operationen, ambulant operieren, Band 10, Heft 4, Dezember 2003, S.195-198, Thieme Verlag

13. Bales S, Baumann H G, Schnitzler N: Infektionsschutzgesetz. Kommentar und Vorschriftensammlung. Stuttgart 2002

14. Blaich A, AMBU-KISS: Surveillance von Wundinfektionen nach ambulanten Operationen, Chirurgen Magazin, Ausgabe 22, Heft 4/06, August/September 2006

15. Blaich A, Babikir R, Daschner F, Schweins M, Lambert J, Ingenhoven E, Gastmeier P, Dettenkofer M, Qualitätssicherung und Hygiene beim ambulanten Operieren, Chirurg 2007-78, S. 630-636, Springer Verlag

16. Brökelmann J, Erfolge des praxis-ambulanten Operierens in Deutschland, ambulant operieren, Band 14, Heft 2, Juni 2007, S.93-97, Thieme Verlag

17. Brökelmann J, Erfolgsgeschichte des Ambulanten Operierens, ambulant operieren, Band 14, Heft 3, 2007, S.147-148, Thieme Verlag

18. Brökelmann J, Mayr R, Häufigkeit von ambulanten Operationen mit nachfolgender stationärer Behandlung, ambulant operieren, Band 12, Heft 4, Dezember 2006, S.181-183, Thieme Verlag

19. Brökelmann J, Rüggeberg J A, Bäcker K, Mayr R, Qualitätsindikatoren für ambulante Operationen-ein Projekt von BAO und medicaltex, ambulant operieren, Band 14, Heft 3, 2007, S.151-152, Thieme Verlag

20. Brökelmann J, Zahl der Operationen in Deutschland 2003 – eine Annäherung, 11.08.2005, Bundesverband für Ambulantes Operieren e.V.

21. Bundesverband für Ambulantes Operieren e.V., Partner Qualitätssicherung, Online in Internet: URL: http://www.operieren.de/content/ (Stand: 2009-12-27)

22. Das Qualis Kuratorium e.V., Online in Internet: URL:
http://www.qualis.de/kuratoriumframe.htm (Stand: 2009-12-27)
23. Der Qualitätsbegriff, Online in Internet: URL:
http://www.biorama.ch/biblio/b30tqm/q10tqm/qm100.htm (Stand: 2009-12-27)

24. Diehl F, KBV will Qualität besser vergleichbar machen, Ärzteblatt 25, 19. Juni 2009, S. A1286-A1287

25. Entscheidung zur externen Qualitätssicherung ab 2010 gefallen,19.5.2009, Online in Internet: URL:
http://www.lexisnexis.de/aktuelles/soziales/160691/entscheidung-zur-externen-qualit aetssicherung-ab-2010-gefallen (Stand: 2009-12-27)

26. Farbmacher H, Komjati H, Gacs V, Der Patient im Mittelpunkt. Wissenschaftliche Evaluation der Qualitätssicherungsmaßnahme „Ambulantes Operieren", Profund, Ausgabe 06/2009, Juni 2009

27. Gastmeier P, Brandt C, Sohr D, Babikir R, Mlangeni D, Daschner F, Rüden H, Postoperative Wundinfektionen nach stationären und ambulanten Operationen, Bundesgesundheitsblatt, Gesundheitsforschung, Gesundheitsschutz, 47/4, 2004, S.339-344

28. Gastmeier P, Geffers C, Rüden H, Daschner F, Hansis M L, Kalbe P, Schweins M, Mielke M, Nassauer A, Erläuterungen zu den Empfehlungen der Kommission für Krankenhaushygiene und Infektionsprävention zur Surveillance von postoperativen Wundinfektionen in Einrichtungen für das ambulante Operieren, Bundesgesundheitsbl – Gesundheitsforsch – Gesundheitsschutz 2003, 46, S.765-769

29. Gaynes PR, Horan TC (1996) Surveillance of nososcomial infections. In: Mayhall CG (Hrsg) Hospital epidemiology and infection control. Williams & Wilkins, Baltimore, pp 1017-1031

30. Gedaschko S, Qualitätssicherung mit AQS1, Chirurgen Magazin, 1/2005, S. 44-45

31. Geissler B, Neugebauer E, Angster R, Witte J, Qualitätsmanagement der postoperativen Schmerztherapie. Chirurg 2004-75, S. 687-693, Springer Verlag

32. Gesetzliche Grundlagen zu Qualitätsmanagement in Praxen, Online in Internet: URL: http://www.kbv.de/themen/6102.html (Stand: 2009-12-27)

33. Haley RW, Culver DH, White JW, et al.: The efficacy of infection control programs in preventing nosocomial infections in U.S. hospitals. Am J Epidemiol 1985; 212:182-205.

34. Hansis M L, Qualitätssicherung beim ambulanten Operieren, Chirurg 2004-75, S.120-125, Springer Verlag

35. Herzlich willkommen bei medicaltex!, Online in Internet: URL: http://www.medicaltex.de/ (Stand: 2009-12-27)

36. Heydebreck K, (2008) „Und? Wie war´s?" – Neue Praxis in der Qualitätssicherung. Der Chirurg BDC 5 – 2008: 167

37. Hofmann H J, Qualitätsmanagement: Ohne Fleiß kein Preis!, Arzt & Wirtschaft – Booklet, Februar 2005, verlag moderne industrie

38. Horan TC, Gaynes RP, Martone WJ, Jarvis WR, Emori TG: CDC definitions of surgical site infections: a modification of CDC definitions of surgical wound infections. Infect Control Hosp Epidemiol 1992; 13: 606-608.

39. Online in Internet: URL: http://www.bqs-online.com/public/bqs/auftraggeber (Stand: 2009-12-27)

40. Janni W, Friese K, Publizieren, Promovieren – leicht gemacht, ISBN 3-540-21246-9, Springer-Verlag

41. Klinger M, Bürk C, Dombert T, Viethen G, Erste Erfahrungen mit der Lübecker Fragebogen-Doppelkarte zur Messung von Patienten(un)zufriedenheit, Online in Internet: URL: http://www.medizininfo.de/quality/html/dokutext8.html (Stand: 2009-12-27)

42. Langmuir AD: The surveillance of communicable diseases of national importance. New Engl J Med 1963; 268: 182-192.

43. Mitteilungen des BDC, Schafft eine kontinuierliche Patientenbefragung einen wirtschaftlichen und qualitativen Benefit für Ihre Praxisklinik?, Der Chirurg BDC, Ausgabe 3/2008, März 2008, S.79-82, Springer Verlag

44. Mlangeni D, Babikir R, Dettenkofer M, Daschner F, Gastmeier P, AMBU-KISS: Hygienisches Qualitätsmanagement beim Ambulanten Operieren, ambulant operieren, Band 11, Heft 2, 2006, S.50-52, Thieme Verlag

45. Mlangeni D, Babikir R, Gastmeier P, Daschner F, (2004) AMBU-KISS Qualitätssicherung beim ambulanten Operieren. Chirurg 2004-75: 265-268

46. Modul OP-KISS Referenzdaten Berechnungszeitraum: Januar 2004 bis Dezember 2008 Erstellungsdatum: 15.05.2009, Online in Internet: URL: http://www.nrz-hygiene.de/dwnld/200401_200812_OP_reference.pdf (Stand: 2009-12-27)

47. Patienten stellen ambulanten Operateuren gutes Zeugnis aus, Ärzte Zeitung, Nr.107, 11.6.2003

48. Patientenzufriedenheit bei praktischen Ärzten, ZBW Forschung und Beratung GmbH, Online in Internet: URL: http://www.zbw.at (Stand: 2009-12-27)

49. Porst R, Wie man die Rücklaufquote bei postalischen Befragungen erhöht, ZUMA How-to-Reihe, Nr.09, 2001, Online in Internet: URL: http://www.gesis.org/fileadmin/upload/forschung/publikationen/gesis_reihen/howto/how-to9rp.pdf (Stand: 2009-12-27)

50. Präsentationstechnik für Dissertationen und wissenschaftliche Arbeiten, DIN-Normen, 2. Auflage 2000, Herausgeber: DIN Deutsches Institut für Normung e.V., Beuth Verlag GmbH-Berlin-Wien-Zürich

51. Qualitätsindikatoren für ambulante Operationen - ein Projekt von BAO und medicaltex in ambulant operieren, Ausgabe 3, Band 14, September 2007

52. Qualitätssicherung bei ambulanten Operationen, ambulant operieren, Band 11, Heft 1, März 2004, S.39-40, Thieme Verlag

53. Qualitätssicherung in der Medizin, Online in Internet: URL: http://de.wikipedia.org/wiki/Qualit%C3%A4tssicherung_in_der_Medizin (Stand: 2009-12-27)

54. Qualitätssicherung steht auf vielen Säulen, Ambulante Chirurgie, 1/2008, Februar 2008, S.10-11, Urban & Vogel

55. Quentmeier A, Kann Qualitätssicherung die Behandlungsergebnisse verbessern?, Trauma und Berufskrankheit, Volume 1, Nummer 5, April 1999, S.5-7, Springer Verlag

56. Richtlinie der Ärztekammer Mecklenburg-Vorpommern zur Qualitätssicherung ambulanter Operationen, Online in Internet: URL: http://www.aek-mv.de/arzt_recht/satzung/RLAmbOp.html (Stand: 2009-12-27)

57. Rüden H, Daschner F, Schuhmacher M, (2000) Nosokomiale Infektionen in Deutschland – Erfassung und Prävention (NIDEP-2 Studie) Bd. 126 der Schriftenreihe des Bundesministeriums für Gesundheit. Nomos Verlagsgesellschaft, Baden-Baden

58. Rüggeberg J A, Brökelmann J, Qualitätssicherung AQS1 hat sich für das Ambulante Operieren bewährt, ambulant operieren, Band 11, Heft 4, Dezember 2004, S.151-156, Thieme Verlag

59. Schweins M, Ambulantes Operieren – Eine aktuelle Bestandsaufnahme, Chirurgen Magazin, Heft 6/2005, 22 – 29

60. Siess M, Qualitätsmanagement in der Chirurgie - quo vadis?, Der Chirurg, Band 74, Nummer 6, Juni 2003, S. 499-500, Springer Verlag

61. Stengel D, Bauwens K, Ekkernkamp A, Qualitätssicherung und Qualitätsmanagement, Orthopädie und Unfallchirurgie, up2date 2, 2007, 417 – 432, Georg Thieme Verlag Stuttgart

62. Tabori E, Der hygienische Maßanzug – welche Hygienemaßnahmen sind beim Ambulanten Operieren sinnvoll? 12, 2005, Ambulant Operieren

63. Tätigkeitsbericht der Bundesärztekammer zum 112. Deutschen Ärztetag, Qualitätssicherung, Deutsches Ärzteblatt 22, 29. Mai 2009, S. A1136ff.

64. Vereinbarung von Qualitätssicherungsmaßnahmen bei ambulanten Operationen und stationsersetzenden Eingriffen einschließlich der notwendigen Anästhesien gemäß § 115 b Abs. 1 Satz 1 Nr. 3 SGB V (Vereinbarung ambulantes Operieren), Online in Internet: URL: http://www.kbv.de/2508.html (Stand: 2009-12-27)

65. Wacker A, Das Wichtigste in Kürze – Ausfälle, Ausschöpfungsquote, Rücklaufquote und Rücklaufkontrolle, 2001, Online in Internet: URL: http://www.sozpsy.uni-hannover.de/step/basistexte/ausfaelle.pdf (Stand: 2009-12-27)

66. Weiß C, Bauer A W, Promotion Die medizinische Doktorarbeit – von der Themensuche bis zur Dissertation, 2004 Georg Thieme Verlag Stuttgart, 2. Auflage, S.60 – 69

7. Abkürzungs- und Abbildungsverzeichnis

7.1. Abkürzungsverzeichnis

Abb.	Abbildung
AMBU-KISS	Ambulantes Krankenhaus-Infektions-Surveillance-System
AQUA-Institut	Institut für angewandte Qualitätsförderung und Forschung im Gesundheitswesen
AQS1	Ambulante Qualitätssicherung 1
ASA	American Society of Anesthesiologists
BAO	Bundesverband Ambulantes Operieren
BQS	Bundesgeschäftsstelle Qualitätssicherung
CDC	Centers for Disease Control
DGU	Deutsche Gesellschaft für Unfallchirurgie
DMP	Disease Management Programm
EPA	Europäisches Praxisassessment

e.V.	eingetragener Verein
GBA	Gemeinsamer Bundesausschuss Ärzte und Krankenkassen
GmbH	Gesellschaft mit beschränkter Haftung
ISO	Internationale Organisation für Normung
KTQ	Kooperation für Transparenz und Qualität im Gesundheitswesen
NRZ	Nationales Referenzzentrum für nosokomiale Infektionen
OP	Operation
OP-KISS	Operation - Krankenhaus-Infektions-Surveillance-System
OPS	Operationen- und Prozedurenschlüssel
PC	Personal Computer
PDCA	Plan-Do-Check-Act
QEP	Qualität und Entwicklung in Praxen
QS	Qualitätssicherung
SGB V	Sozialgesetzbuch 5
u.a.	unter anderem
USA	United States of America
www	world wide web
z.B.	zum Beispiel

7.2. Abbildungsverszeichnis

Abb.1	OP Frequenz nach Häufigkeitsgruppen
Abb.2	Arztfragebogen für Operateur und Anästhesist und Patientenfragebogen
Abb.3	Auszug Quartalsbericht
Abb.4	Legende AQS1 Bericht
Abb.5	Behandelte Postoperative Komplikationen
Abb.6	Ergebnispräsentation im Internet
Abb.7	AQS1 Qualitätszertifikat
Abb.8	AMBU-KISS Auswertung
Abb.9	Grundgesamtheit AQS1
Abb.10	Allgemeine Daten zum Patienten I
Abb.11	Allgemeine Daten zum Patienten II
Abb.12	Allgemeine Daten zum Patienten III
Abb.13	Gesundheitszustand I
Abb.14	Gesundheitszustand II
Abb.15	Gesundheitszustand III
Abb.16	Allgemeine Daten zur Operation
Abb.17	Kurz vor der OP
Abb.18	Perioperative Organisation und Anästhesie
Abb.19	Assistenz

Abb.20	Perioperative Medikation
Abb.21	Komplikationen intraoperativ Operateur
Abb.22	Komplikationen intraoperativ Anästhesist
Abb.23	Komplikationen postoperativ
Abb.24	Behandlung der postoperativen Komplikationen
Abb.25	Notfälle
Abb.26	Beschwerden im Aufwachraum
Abb.27	Betreuung und Zeit im Aufwachraum
Abb.28	Transport nach Hause
Abb.29	Betreuung zu Hause I
Abb.30	Betreuung zu Hause II
Abb.31	Beschwerden zu Hause
Abb.32	Zufriedenheit mit Praxis und Praxisteam
Abb.33	Zufriedenheit mit dem Operateur
Abb.34	Zufriedenheit mit dem Anästhesisten
Abb.35	Zufriedenheit mit der Zeit für offene Fragen
Abb.36	Verbesserungspotential
Abb.37	Gesamtbewertung des Eingriffs

7.3. Anhangsverzeichnis

Anhang 10.1.   Meldebogen für AMBU-KISS

Anhang 10.2.   Infektionserfassungsbogen

Anhang 10.3.   AQS1 Dokumentationsbogen Arztteil / Operateur und Anästhesist

Anhang 10.4.   AQS1 Dokumentationsbogen Patientenfragebogen I

Anhang 10.5.   AQS1 Dokumentationsbogen Patientenfragebogen II

Anhang 10.6.   AMBU-KISS Auswertung Januar 2004 bis Dezember 2008

Anhang 10.7.   AQS1 Standardbericht 1. Quartal 2008 bis 4. Quartal 2008

8. Thesen

Überprüfung qualitätssichernder Maßnahmen bei ambulanten Operationen

1. Ambulant tätige Ärzte sind nach Maßgabe des §135a SGB V bis Ende 2009 gesetzlich verpflichtet, ein einrichtungsinternes Qualitätsmanagement einzuführen und weiterzuentwickeln. Bestandteil aller gängigen Qualitätsmanagementsysteme ist die Verpflichtung zur Teilnahme an internen sowie externen Qualitätssicherungs-maßnahmen, die nicht näher spezifiziert sind.

2. Auf dem Markt wird eine Vielzahl externer Qualitätssicherungssysteme für unterschiedliche Aufgabenbereiche angeboten. Da ambulante Operationen einen wesentlichen Anteil unserer Tätigkeit ausmachen und die besonders kritische Aufmerksamkeit der Behörden und Selbstverwaltungsorgane, aber auch der Patienten und Kostenträger genießen, hielten wir es für angemessen, externe Qualitätssicherung in diesem Bereich der ambulanten Tätigkeit zuerst einzuführen.

3. Als Qualitätsziele unserer Arbeit wurden eine möglichst niedrige Wundinfektionsrate und eine möglichst hohe Patientenzufriedenheit definiert. Anhand eines selbst erarbeiteten Fragenkataloges sollte die Tauglichkeit ausgewählter externer Qualitätssichrungsmaßnahmen zum Erreichen der Qualitätsziele überprüft werden.

4. Nach einer Recherche der in Deutschland verfügbaren externen Qualitätssicherungssysteme wurden mit AMBU-KISS und AQS1 zwei Erfolg versprechende ausgewählt, um sie einer Überprüfung zu unterziehen.

5. In einer prospektiven Fall-Kontroll-Studie als Projekt der Versorgungsforschung wurden alle im Zeitraum 1.1.2008 bis 31.12.2008 in der eigenen Einrichtung nach § 115b durchgeführten stationsersetzenden ambulanten Operationen, einer externen Qualitätssicherung mit zwei ausgewählten Qualitätssicherungssystemen unterzogen.

6. Beide Qualitätssicherungssysteme haben dabei Stärken und Schwächen offenbart. Grundsätzlich sind AMBU-KISS und AQS1 für die externe Qualitätssicherung ambulanter Operationen geeignet. Durch die parallele Anwendung beider kann die Aussagekraft der Ergebnisse deutlich verbessert werden.

7. Für die eigene Einrichtung konnten die definierten Qualitätsziele im Vergleich zu anderen ambulant operierenden Einrichtungen erreicht und transparent dokumentiert werden. Die weitere Anwendung der beiden externen Qualitätssicherungsmaßnahmen wird auch zukünftig einen wertvollen Beitrag bei der Aufrechterhaltung und Verbesserung der eigenen Qualitätsziele leisten.

10. Anhang

10.1. Meldebogen für AMBU-KISS

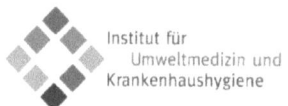
Institut für Umweltmedizin und Krankenhaushygiene

Meldebogen für AMBU-KISS
(Projekt des Nationalen Referenzzentrums (NRZ) für Surveillance von nosokomialen Infektionen)

▶ per FAX an 0761 270 8253
▶ oder Post an untenstehende Adresse schicken

Teilnehmerkürzel			
Daten aus Quartal / Jahr			
Indikatoroperation		Anzahl Operationen	Anzahl Infektionen
Arthroskopische Knieoperation	ART		
Leistenhernie (inkl. kombinierte Leisten/Hodenoperationen)	HERN		
Hodenoperationen	HODEN		
Lumbale Bandscheiben-OP	LUMB		
Mamma-OP / Exzision	MAMMA_EX		
Mamma-OP / Brustvergrößerung	MAMMA_PLAST		
Nasenseptum-OP	SEPTUM		
Stripping von Varizen	STRIP		

➔ *Für jede hier gemeldete Wundinfektion zusätzlich einen Infektionserfassungsbogen ausfüllen und an das Projekt-Zentrum in Freiburg schicken.*

Institut für Umweltmedizin und Krankenhaushygiene, Universitätsklinikum Freiburg
z. H. Frau Babikir
Breisacherstr. 115 B, 79106 Freiburg

10.2. Infektionserfassungsbogen

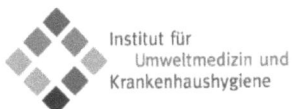

Institut für
Umweltmedizin und
Krankenhaushygiene

Universitätsklinikum Freiburg

Erfassungsbogen für Wundinfektionen nach ambulanten Operationen (AMBU-KISS)

Projekt des Nationalen Referenzzentrums (NRZ) für Surveillance von nosokomialen Infektionen, Berlin

Teilnehmerkürzel	Patienten ID
wird vom NRZ vergeben	*bitte selbst vergeben*
Alter	Operationsdatum
Geschlecht m ☐ w ☐	Dauer in Minuten
Indikatoroperation (lt. Protokoll)	
Wundkontaminationsklasse (lt. Protokoll) 1 ☐ 2 ☐ 3 ☐ 4 ☐	
ASA-Score 1 ☐ 2 ☐ 3 ☐ 4 ☐ 5 ☐	

Kriterien für Wundinfektionen nach CDC, siehe Anhang					
Infektionsdatum:					
eitrige Sekretion	ja ☐	nein ☐	Eiter aus Drainage	ja ☐	nein ☐
Wundschmerz	ja ☐	nein ☐	Antibiotikatherapie per os	ja ☐	nein ☐
Schwellung	ja ☐	nein ☐	Antibiotikatherapie intravenös	ja ☐	nein ☐
Rötung	ja ☐	nein ☐	Nachweis eines Abszesses oder andere Infektionszeichen (nur bei A 2 oder A 3):		
Überwärmung	ja ☐	nein ☐	bei klinischer Untersuchung	ja ☐	nein ☐
Wunde spontan geöffnet	ja ☐	nein ☐	bei erneuter Operation	ja ☐	nein ☐
Wunde vom Chirurg geöffnet	ja ☐	nein ☐	histopathologische Untersuchung	ja ☐	nein ☐
Patient hat Fieber	ja ☐	nein ☐	radiologische Untersuchung	ja ☐	nein ☐
Infektion betrifft Haut und subcutanes Gewebe				Infektion A1 ☐	
Infektion erfasst Faszienschichten und Muskelgewebe				Infektion A2 ☐	
Infektion erfasst Organe oder Körperhöhlen, die während der Operation geöffnet wurden				Infektion A3 ☐	
Erreger			nachgewiesen in:		
kein Nachweis in der mikrobiologischen Diagnostik ☐			kein Material mikrobiologisch untersucht ☐		

10.3. AQS1 Dokumentationsbogen Arztteil / Operateur und Anästhesist

AQS1 Dokumentationsbogen

Arztteil/Operateur 0544603885 **Interne Nummer:**

Allgemeine Dokumentation

Diagnose (ICD10 - Code)

Patientendaten

Hauptdiagnose / Nebendiagnose

Lfd. OP-Nr.: 1. 2.

Geschlecht: Männlich / Weiblich

OP-Datum: 3. 4.

Nebendiagnose / Nebendiagnose

Geburtsjahr:

Komplikationen intraoperativ
- Blutung
- Nervenläsion
- Gewebsläsion
- Sonstiges
- Technisch/Instrumentell
- Abbruch der geplanten OP
- Erweiterung der geplanten OP

Dringlichkeit des Eingriffs
- Planbar, elektiv
- Dringlich (binnen 7 Tagen)
- Notfall (binnen 24 Stunden)

CDC-Klassifikation
Wundkontaminationsklasse:
- Aseptisch
- Bedingt aseptisch
- Kontaminiert
- Septisch

Therapie (OPS-Code)
1. -   2. -
3. -   4. -

Studienfeld: A B C D E F
(frei verwendbar)

War eine stationäre Aufnahme nötig? Ja Nein

Second Opinion: Ja Nein
Primäreingriff: Ja Nein
Histologie entnommen: Ja Nein
Diagnose intraop. bestätigt: Ja Nein
Ärztliche Assistenz: 0 1 2 3
Nichtärztliche Assistenz: 0 1 2 3
OP-Aufklärung: Am OP-Tag Vor dem OP-Tag

Arztteil/Anästhesist   **Interne Nummer:**

Medizinische Risikofaktoren
- Herz-Kreislauf
- Respirationstrakt
- Adipositas
- Allergie
- Krampfleiden
- Gerinnungsstörung
- Erhöhtes Thromboserisiko
- Diabetes (behandlungspflichtig)
- Sonstige Stoffwechselstörungen
- Sonstiges

OP-Organisation
Einleitungszeit: Minuten (bis Beginn Lagerung)
OP-Blockierungszeit: Minuten (Patient im OP-Saal bis Verlassen des OP-Saals)
Schnitt-Naht-Zeit: Minuten
Zeit im Aufwachraum: Minuten

Untersuchung/Befunde (Labor, EKG etc.)
Operateur   Anästhesist
Zuweisender Arzt/Hausarzt

Aufklärung: Am OP-Tag   Vor dem OP-Tag

ASA-Klassifikation: I II III IV

Perioperative Medikation
Prä- Intra- Post-OP
- Analgetika
- Antiemetika
- Antihypertensiva
- Antihypotensiva
- Sedativa
- Sonstiges

Prä- Intra- Post-OP
- Antibiotika
- Antikoagulantien
- Anticholinergika
- O$_2$-Insufflation
- Lokalanästhetika (Infiltration OP-Gebiet)

Anästhesiedurchführung
Durchführung: Anästhesist Operateur
Ärztliche Assistenz: Ja Nein
Nichtärztliche Assistenz: Ja Nein

Komplikationen intraoperativ*
1 2 3 4
- Herz-Kreislauf
- Respirationstrakt
- Aspiration

1 2 3 4
- Medikamente
- Techn. Probleme
- Sonstiges

Art der Anästhesie
- Intubationsnarkose
- Maskennarkose
- Larynxmaske
- Stand by
- iv.-Block
- Spinalanästhesie
- Epiduralanästhesie
- Plexusanästhesie
- Lokalanästhesie
- Nervenblockade
- Sonstiges

Beschwerden im Aufwachraum*
1 2 3 4
- Übelkeit
- Erbrechen
- Wundschmerzen
- Muskelschmerzen
- Halsschmerzen

1 2 3 4
- Kopfschmerzen
- Kreislaufprobleme
- Atmung
- Allerg. Reaktion
- Harnverhalt

*Legende Komplikationen/Beschwerden: 1 = Ohne Bedeutung für Betreuung im AWR, nur geringe Intervention; 2 = Klinisch bedeutsam für die Betreuung im AWR, keine Bedeutung für Verlegung auf Station; 3 = Klinisch bedeutsam für die Betreuung im AWR, verlängerte Verweilzeit im AWR; 4 = Klinisch bedeutsam für die Betreuung im AWR, Verlegung auf Intensiv- oder Wachstation

BX +

10.4. AQS1 Dokumentationsbogen Patientenfragebogen I

Patientenfragebogen AQS1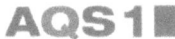

Liebe Patientin, lieber Patient! Ihre Meinung ist uns sehr wichtig. Deshalb lassen wir unsere Qualität von unseren Patienten beurteilen. Bitte füllen Sie den Bogen **zwei Wochen** nach Ihrer Operation vollständig und genau aus. Alle Angaben werden **streng anonym** erfasst und fließen ausschließlich in eine statistische Gesamtauswertung ein. Helfen Sie bitte mit, durch Ihre Meinung und Rückantwort die Qualität unserer Operationen weiter zu verbessern. Vielleicht kommt es Ihnen beim nächsten Eingriff schon selbst zugute!

Zahlenfelder bitte so ausfüllen, z.B.:   Nach der Operation (voraussichtlich)   8 Tage

Sonstige Fragen mit einem Kreuz markieren: X   0 5 4 4 6 0 3 8 8 5

1. Betreuung
Sind Sie alleinstehend?
Ja
Nein

2. Krankenversicherung
Gesetzliche Krankenkasse
Private Krankenkasse
Berufsgenossenschaft
Selbstzahler

3. Wie lange waren Sie arbeitsunfähig?
Vor der Operation — Tage
Nach der Operation (voraussichtlich) — Tage
Bis jetzt nicht absehbar

4. In welchem Arbeitsverhältnis befinden Sie sich zur Zeit?
Angestellt   Selbständig   Beamter/in   Rentner/in   Hausfrau/mann   Ausbildung   Arbeitslos

5. Wie beurteilen Sie Ihren allgemeinen Gesundheitszustand (Herz-Kreislauf, Lunge, Fitness) vor der Operation?
Sehr gut   Gut   Mittel   Schlecht   Sehr schlecht

6. Wie sehr fühlten Sie sich durch Ihre Erkrankung in Ihrem gewohnten Lebensstil beeinträchtigt?
Gar nicht   Gering   Mittel   Stark   Sehr stark

7. Wie sind Sie auf unsere ambulant operierende Einrichtung aufmerksam geworden?
Vorerfahrung   Telefonbuch   Überweisung durch den Arzt   Sonstiges
Internet   Branchenbuch   Empfehlung (z.B. Freunde, Bekannte)

Bitte bewerten Sie die folgenden Fragen nach Ihrem eigenen persönlichen Empfinden:

Wie zufrieden waren Sie mit dem Operateur?
	Sehr gut	Gut	Mittel	Schlecht	Sehr schlecht
8. Verständliche Erklärung der Diagnose (Erkrankung)					
9. Erklärung der Operation und des Operationsablaufs					
10. Aufklärung über Risiken sowie Vorteile durch den operativen Eingriff					
11. Information über die weitere Behandlung nach der Entlassung (z.B. Verbandswechsel, notwendige Medikamente, Krankengymnastik etc.)					

	Ja, genug	Zu wenig	Keine
12. Zeit für offene Fragen nach der Operation			
13. Zeit für offene Fragen vor der Operation			

Wie zufrieden waren Sie mit dem Narkosearzt?
	Sehr gut	Gut	Mittel	Schlecht	Sehr schlecht
14. Aufklärung über Art und Ablauf der Narkose					
15. Aufklärung über Risiken durch die Narkose					
16. Wie gut konnte Ihnen der Arzt die Angst vor der Narkose nehmen					

	Ja, genug	Zu wenig	Keine
17. Zeit für offene Fragen zur Narkose			

Wie zufrieden waren Sie mit Praxis und Team?
	Sehr gut	Gut	Mittel	Schlecht	Sehr schlecht
18. Freundlichkeit und Hilfsbereitschaft des Personals					
19. Organisation und Terminplanung am Empfang					
20. Erklärung des organisatorischen Ablaufs					
21. Ausstattung der Praxis (Räumlichkeiten/Einrichtung)					
22. **Gesamtbewertung** des Eingriffs					

+ BY   **Bitte wenden**

10.5. AQS1 Dokumentationsbogen Patientenfragebogen II

AQS 1 Patientenfragebogen

Die folgenden Fragen betreffen den Ablauf an dem Tag Ihrer Operation:

23. Wie lange mussten Sie vom geplanten OP Termin bis zum OP Beginn warten? _____ Minuten

24. Waren Sie kurz vor Ihrer Operation ruhig und entspannt? Ja Nein Keine Erinnerung
25. Haben Sie sich nach Ihrer Operation im Aufwachraum gut versorgt gefühlt? Ja Nein Keine Erinnerung
26. Hatten Sie die nötige Ruhe während Ihrer Erholungsphase im Aufwachraum? Ja Nein Keine Erinnerung
27. Waren Sie am Tag der Operation ausreichend mit Schmerzmitteln versorgt? Ja Nein Keine Erinnerung
28. Hatten Sie auf Ihrem Weg nach Hause jemanden zur Begleitung? Ja Nein
29. Wie sind Sie nach Ihrer Operation nach Hause gekommen?
    Privater PKW   Krankentransport   Öffentliche Verkehrsmittel   Taxi   Sonstiges

Hatten Sie nach der Operation Beschwerden durch: (Bitte markieren Sie das Kästchen, das Ihre Beschwerdestärke am besten beschreibt)

Skala 0 bis 10, Überhaupt nicht ... Unerträglich:

30. Übelkeit
31. Kreislaufprobleme
32. Schlafprobleme
33. Kopfschmerzen
34. Halsschmerzen
35. Muskelschmerzen
36. Wundschmerzen bis zum 3. Tag
37. Wundschmerzen nach dem 3. Tag
38. Schwellung über den 5. Tag hinaus
39. Schwierigkeiten beim Stuhlgang
40. Schwierigkeiten beim Wasserlassen

Hatten Sie eine oder mehrere der folgenden Komplikationen:

41. Entzündung der Wunde: Ja Nein
    Falls Ja, Behandlung:
    Keine
    Medikamente/Antibiotika
    Spülung
    Sonstiges (z.B. Operation)

42. Thrombose: Ja Nein
    Falls Ja, Behandlung:
    Keine
    Kompressionsbehandlung (Verband, Strumpf)
    Medikamente (zum Auflösen der Thrombose)
    Sonstiges (z.B. Operation)

43. Bluterguss/Nachblutung: Ja Nein
    Falls Ja, Behandlung:
    Keine
    Salbenverband
    Punktion
    Sonstiges (z.B. Operation)

44. Mussten Sie als Notfall (ungeplant) nach Ihrer Entlassung einen anderen Arzt aufsuchen? Ja Nein
45. Wurden Sie nach der Operation von Ihrem Operateur/Narkosearzt angerufen? Ja Nein
46. Hatten Sie die Möglichkeit, den Operateur/Narkosearzt jederzeit zu erreichen? Ja Nein
47. Hatten Sie das Gefühl, zu Hause ausreichend betreut zu sein? Ja Nein
48. Waren Sie zu Hause ausreichend mit Medikamenten versorgt? Ja Nein

49. Wo sehen Sie den größten Verbesserungsbedarf? (Mehrfachnennungen möglich)
    Freundlichkeit des Empfangspersonals
    Freundlichkeit des OP-Personals
    Beratung und Aufklärung durch den Operateur
    Beratung und Aufklärung durch den Narkosearzt
    Persönliche Betreuung durch den Operateur
    Persönliche Betreuung durch den Narkosearzt
    Betreuung nach der Operation bis zur Entlassung
    Nachsorge (z.B. Verbandwechsel etc.)
    Wartezeiten in der Praxis
    Wartezeit für Operationstermin
    Sauberkeit und Hygiene in der Praxis
    Telefonische Erreichbarkeit der Praxis

50. Würden Sie sich wieder ambulant operieren lassen? Ja Nein
51. Würden Sie uns weiterempfehlen? Ja Nein

Wir danken Ihnen für Ihre Mitarbeit!

medicaltex GmbH, Enhuberstr. 3b, 80333 München
Weitere Informationen im Internet unter www.Patientenallee.de

10.6. AMBU-KISS Auswertung Januar 2004 bis Dezember 2008

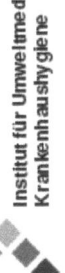

Institut für Umweltmedizin und Krankenhaushygiene

AMBU-KISS Auswertung Januar 2004 bis Dezember 2008

Chirurgische Praxisklinik Schwerin Mitte - MVZ GmbH   Teilnehmerkürzel: 215 Schwerin
Dipl. Med. Andreas Oling
Graf-Schack-Allee 20
19053 Schwerin

OP Art	Anzahl Operationen	Anzahl Infektionen	postoperative Wundinfektionsrate
ART	28	0	0,00
HERN	53	0	0,00
MAMMA_EX	2	0	0,00
STRIP	63	1	1,59

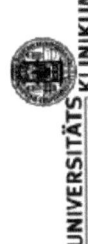

Referenzdaten AMBU-KISS Januar 2004 bis Dezember 2008

Operation	OP-Art	Anzahl Teilnehmer	Anzahl Operationen	Anzahl Infektionen	durchschnittliche Infektionsrate	25. Perzentil	Median	75. Perzentil
arthroskopische Knieoperationen	ART	108	91.149	74	0,08	0,00	0,00	0,10
Leistenhernien (inkl. kombinierte Leisten/Hodenoperationen)	HERN	96	26.940	53	0,20	0,00	0,00	0,39
Hodenoperationen	HODEN	30	2.146	5	0,23	*	*	*
Lumbale Bandscheiben-OP	LUMB	2	82	0	0,00	*	*	*
Mamma-OP Excisionen	MAMMA_EX	29	832	1	0,12	*	*	*
Mamma-OP Brustvergrößerung	MAMMA_PLAST	7	297	0	0,00	*	*	*
Nasenseptum-OP	SEPTUM	9	1.455	1	0,07	*	*	*
Venöses Stripping	STRIP	92	46.435	92	0,20	0,00	0,00	0,23
Gesamtzahl		160	169.336	226				

* nicht errechnet, da zu kleine Gesamtzahl

erstellt von R. Babikir Februar 2009

10.7. AQS1 Standardbericht 1. Quartal 2008 bis 4. Quartal 2008

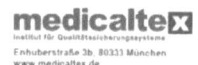

AQS1® Quartalsauswertung
1. Quartal 2008 bis 4. Quartal 2008, Praxis 05446

Grundgesamtheit

	Aktuelle Periode	Alle Perioden	
	Praxis	Praxis	Alle Praxen*
Arzt-Fragebögen	330	367	337.488
Patienten-Fragebögen	161	218	152.324
Patienten-Rücklaufquote	49%	59%	45%

*) Repräsentative Menge Fragebögen aus dem Gesamtkollektiv aller Praxen (1. Quartal 2004 bis 4. Quartal 2008)

1. Allgemeine Daten zum Patienten

Geschlecht

	Praxis	Gesamt
Männlich	42%	34%
Weiblich	58%	66%

Altersverteilung

Alter in Jahren	bis 9	10 bis 19	20 bis 34	35 bis 49	50 bis 64	ab 65
Praxis	0,0%	1,8%	14,4%	30,1%	35,0%	18,7%
Gesamt	4,3%	3,6%	19,4%	34,5%	23,3%	14,8%

Arbeitsverhältnis

	Praxis	Gesamt
Angestellt	52%	47%
Selbständig	4%	6%
Beamter/in	5%	4%
Rentner/in	29%	20%
Hausfrau/mann	4%	12%
Ausbildung	2%	4%
Arbeitslos	3%	5%

Krankenversicherung

	Praxis	Gesamt
Gesetzlich	91%	87%
Privat	6%	10%
Berufsgen.	2%	1%
Selbstzahler	1%	1%

Wahl der Praxisklinik

	Praxis	Gesamt
Überweisung	26,1%	59,1%
Vorerfahrung	26,7%	18,2%
Empfehlung	41,0%	24,9%
Telefonbuch	1,9%	0,7%
Branchenbuch	1,2%	0,6%
Internet	3,7%	1,6%
Sonstiges	8,7%	3,7%

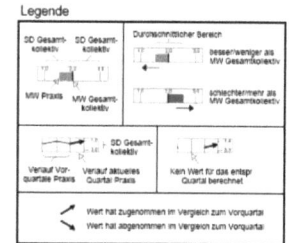

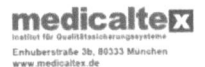

2. Gesundheitszustand des Patienten

Allgemeiner Gesundheitszustand

	Praxis	Gesamt
Sehr gut	18%	22%
Gut	67%	60%
Mittel	16%	16%
Schlecht	0%	2%
Sehr schlecht	0%	0%

ASA-Klassifikation

	Praxis	Gesamt
ASA-Klasse I	48%	55%
ASA-Klasse II	51%	40%
ASA-Klasse III	2%	5%
ASA-Klasse IV	0%	0%

Beeinträchtigung durch Erkrankung

	Praxis	Gesamt
Gar nicht	8%	14%
Gering	33%	23%
Mittel	38%	32%
Stark	18%	25%
Sehr stark	4%	7%

Arbeitsunfähigkeit

	Praxis	Gesamt
Vor der OP	4,5	3,4
Nach der OP	14,6	10,0

Zeitangabe in Tagen

Medizinische Risikofaktoren

	Praxis	Vergleich
Herz-Kreislauf	33,6%	
Gerinnungsstörung	0,9%	
Respirationstrakt	5,2%	
Thromboserisiko	4,5%	
Adipositas	15,5%	
Diabetes	1,8%	
Allergie	6,1%	
Stoffwechselstörung	4,2%	
Krampfleiden	0,6%	
Sonstiges	28,2%	

Wundkontaminationsklasse

	Praxis	Vergleich
Aseptisch	89,1%	
Bedingt aseptisch	9,1%	
Kontaminiert	0,6%	
Septisch	1,2%	

Dringlichkeit des Eingriffs

	Praxis	Vergleich
Elektiv	96,0%	
Dringlich	2,4%	
Notfall	1,5%	

3. Operation

Allgemeine Daten

	Praxis	Vergleich
Aufklärung zur Narkose vor dem OP-Tag	88,3%	
Aufklärung zur Operation vor dem OP-Tag	99,1%	
Second Opinion	62,7%	
Primäreingriff	76,7%	
Histologie entnommen	27,3%	
Diagnose intraoperativ bestätigt	97,0%	

Kurz vor der OP

	Praxis	Vergleich	Verlauf
Wartezeit OP-Termin bis OP-Beginn (Minuten)	40,4		
Patient war unruhig und nervös vor der OP	12,6%		

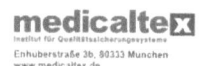

Befunde durch

	Praxis	Vergleich
Operateur	24,5%	
Anästhesisten	0,6%	
Zuweisenden Arzt	72,7%	

Anästhesiedurchführung

	Praxis	Vergleich
Anästhesist	81,8%	
Operateur	18,2%	

OP-Organisation

	Praxis	Vergleich
Einleitungszeit	3,5	
Schnitt-Naht-Zeit	36,7	
OP-Blockierungszeit	44,4	

Zeitangabe in Minuten

Art der Anästhesie

	Praxis	Vergleich
Intubationsnarkose	7,6%	
Maskennarkose	0,6%	
Larynxmaske	66,1%	
Spinalanästhesie	0,0%	
Epiduralanästhesie	0,0%	
Plexusanästhesie	7,6%	
Lokalanästhesie	11,5%	
Nervenblockade	7,0%	
Stand by	0,9%	
iv.-Block	0,0%	
Sonstiges	4,5%	

Assistenz

	Mindestens eine		Durchschn. Anzahl	
	Praxis	Vergleich	Praxis	Vergleich
Ärztlich/Operateur	1,8%		0,0	
Nicht ärztl./Operateur	100,0%		1,0	
Ärztlich/Anästhesist	0,0%			
Nicht ärztl./Anästhesist	100,0%			

Perioperative Medikation

	Prä-OP		Intra-OP		Post-OP	
	Praxis	Vergleich	Praxis	Vergleich	Praxis	Vergleich
Analgetika	2,7%		78,5%		17,0%	
Antibiotika	0,6%		0,0%		0,6%	
Antiemetika	2,4%		0,3%		0,6%	
Antikoagulantien	0,0%		0,0%		0,0%	
Antihypertensiva	0,0%		0,3%		0,0%	
Anticholinergika	0,0%		0,0%		0,0%	
Antihypotensiva	0,0%		10,3%		0,0%	
O2-Insufflation	0,0%		75,5%		0,0%	
Sedativa	7,0%		80,3%		0,3%	
Lokalanästhetika	14,5%		8,8%		0,0%	
Sonstiges	1,2%		9,4%		0,6%	

Studienfeld

	A	B	C	D	E	F
Studienfeld	0,0%	0,0%	0,0%	0,0%	0,0%	0,0%

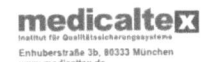

4. Komplikationen

Komplikationen intraoperativ Operateur

	Praxis	Vergleich	Verlauf
Blutung	0,3%		
Techn./Instrumentell	0,6%		
Nervenläsion	0,0%		
Abbruch der OP	0,0%		
Gewebsläsion	0,0%		
Erweiterung der OP	0,0%		
Sonstiges	0,0%		

Komplikationen intraoperativ Anästhesist

	Ohne Bedeutung für Betreuung im AWR			Mit Bedeutung für Betreuung im AWR			Länger im AWR oder Verlegung auf Intensiv- oder Wachstation		
	Praxis	Vergleich	Verlauf	Praxis	Vergleich	Verlauf	Praxis	Vergleich	Verlauf
Herz-Kreislauf	9,1%			0,3%			0,0%		
Medikamente	2,1%			0,0%			0,0%		
Respirationstrakt	0,6%			0,0%			0,0%		
Techn. Probleme	0,0%			0,0%			0,0%		
Aspiration	0,0%			0,0%			0,0%		
Sonstiges	0,0%			0,0%			0,0%		

Komplikationen postoperativ

	Entzündung der Wunde			Thrombose*			Bluterguss/Nachblutung		
	Praxis	Vergleich	Verlauf	Praxis	Vergleich	Verlauf	Praxis	Vergleich	Verlauf
Unbehandelt	0,6%			0,6%			23,2%		
Behandelt	2,6%			0,6%			11,0%		

Behandlung der postoperativen Komplikationen
Lesebeispiel: "..% der Patienten hatten eine Thrombose, die mit Medikamenten behandelt wurde"

	Entzündung der Wunde			Thrombose			Bluterguss/Nachblutung		
	Praxis	Vergleich	Verlauf	Praxis	Vergleich	Verlauf	Praxis	Vergleich	Verlauf
Medikamente	1,9%			0,0%					
Spülung	1,9%								
Salbenverband							6,5%		
Punktion							0,0%		
Kompressionsbeh.				0,0%					
Sonstiges	0,0%			0,6%			4,5%		

Notfall vor der Entlassung

	Praxis	Vergleich	Verlauf
Stationäre Aufnahme	0,0%		

Notfall nach der Entlassung

	Praxis	Vergleich	Verlauf
Notfallmäßig zum Arzt	1,9%		

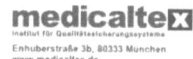

5. Im Aufwachraum

Beschwerden im Aufwachraum

	Ohne Bedeutung für Betreuung im AWR			Mit Bedeutung für Betreuung im AWR			Länger im AWR oder Verlegung auf Intensiv- oder Wachstation		
	Praxis	Vergleich	Verlauf	Praxis	Vergleich	Verlauf	Praxis	Vergleich	Verlauf
Übelkeit	1,8%			0,3%			0,0%		
Erbrechen	0,0%			0,0%			0,0%		
Wundschmerzen	16,7%			3,3%			0,0%		
Muskelschmerzen	0,6%			0,0%			0,0%		
Halsschmerzen	0,0%			0,0%			0,0%		
Kopfschmerzen	0,0%			0,0%			0,0%		
Kreislaufprobleme	0,0%			0,0%			0,0%		
Atmung	0,0%			0,3%			0,0%		
Allergische Reaktion	0,0%			0,0%			0,0%		
Harnverhalt	0,0%			0,3%			0,0%		

Betreuung im Aufwachraum

	Praxis	Vergleich	Verlauf
Schlechte Versorgung	0,7%		
Zu wenig Schmerzmittel	3,9%		
Zu wenig Ruhe	2,0%		

Zeit im Aufwachraum

	Praxis	Vergleich
Zeit (Minuten)	124,6	

6. Zu Hause

Betreuung zu Hause

	Praxis	Vergleich
Alleinstehend	29%	
Begleitung nach Hause	93%	
Ausreichende Betreuung	99%	
Anruf des OP-Teams	86%	

	Praxis	Vergleich	Verlauf
Zu wenig Medikamente	1,3%		
OP-Team schlecht erreichbar	3,9%		

Transport nach Hause

	Praxis	Gesamt
Privater PKW	74,0%	84,4%
Krankentransport	0,0%	3,8%
Öffentlich	3,2%	2,7%
Taxi	12,3%	6,6%
Sonstiges	10,4%	2,6%

Beschwerden zu Hause
(0="Keine Schmerzen" bis 10="Unerträgliche Schmerzen")

	Durchschnittlich			Prozentual	
	Praxis	Vergleich	Verlauf	Keine	>6
Übelkeit	0,67			85,4%	4,5%
Kreislaufprobleme	0,90			76,3%	3,2%
Schlafprobleme	0,84			75,7%	3,3%
Kopfschmerzen	0,56			78,6%	1,9%
Halsschmerzen	0,31			83,3%	0,0%
Muskelschmerzen	0,50			83,3%	1,3%
Wundschmerzen bis 3. Tag	2,50			17,0%	5,2%
Wundschmerzen nach 3. Tag	1,39			38,2%	0,7%
Schwellung nach 5. Tag	1,54			48,2%	1,4%
Schwierigkeiten beim Stuhlgang	0,47			84,3%	1,3%
Probleme beim Wasserlassen	0,14			94,8%	0,6%

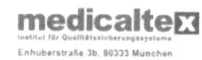

7. Patientenzufriedenheit

Bewertung
(1="Sehr gut", 2="Gut", 3="Mittel", 4="Schlecht", 5="Sehr schlecht")

		Mittelwert	Vergleich	Verlauf	1 - 2	4 - 5
Praxis & Praxisteam	Freundlichkeit und Hilfsbereitschaft	1,14			100%	0%
	Organisation und Terminplanung	1,23			100%	0%
	Erklärung des organisatorischen Ablaufs	1,33			98%	0%
	Ausstattung der Praxis	1,20			99%	0%

		Mittelwert	Vergleich	Verlauf	1 - 2	4 - 5
Operateur	Erklärung der Diagnose	1,27			99%	0%
	Erklärung der Operation	1,35			97%	0%
	Aufklärung über Risiken und Vorteile	1,43			96%	0%
	Information über weitere Behandlung nach OP	1,39			97%	1%

		Mittelwert	Vergleich	Verlauf	1 - 2	4 - 5
Anästhesist	Aufklärung über Art und Ablauf der Narkose	1,26			98%	0%
	Aufklärung über Risiken durch die Narkose	1,39			95%	0%
	Zerstreuung der Angst vor der Narkose	1,41			95%	1%

		Genug			Zu wenig	Keine
		Praxis	Vergleich	Verlauf		
Zeit für offene Fragen...	...des Operateurs vor der OP	95%			4%	1%
	...des Operateurs nach der OP	92%			8%	1%
	...des Anästhesisten zur Narkose	98%			2%	0%

	Anteil mit größtem empfundenen Verbesserungsbedarf
Freundlichkeit des OP-Personals	
Persönl. Betreuung durch den Narkosearzt	
Sauberkeit und Hygiene in der Praxis	
Telefonische Erreichbarkeit der Praxis	
Freundlichkeit des Empfangspersonals	
Nachsorge (z.B. Verbandswechsel)	
Betreuung nach der OP bis zur Entlassung	
Wartezeiten für Operationstermin	
Wartezeiten in der Praxis	
Persönl. Betreuung durch den Operateur	
Beratung & Aufklärung durch den Operateur	
Beratung & Aufklärung durch den Narkosearzt	

Gesamtbewertung
(1="Sehr gut", 2="Gut", 3="Mittel", 4="Schlecht", 5="Sehr schlecht")

	Mittelwert	Vergleich	Verlauf	1 - 2	4 - 5
Gesamtbewertung des Eingriffs	1,24			100%	0%

	Praxis	Vergleich	Verlauf
Würde sich wieder ambulant operieren lassen	99,4%		
Würde Praxisklinik weiterempfehlen	100,0%		

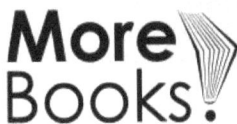 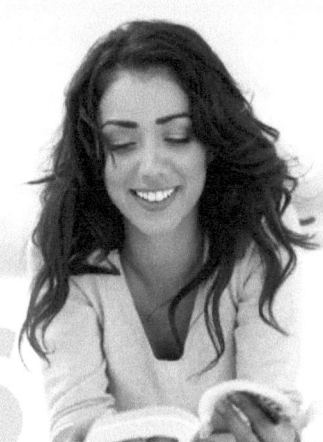

I want morebooks!

Buy your books fast and straightforward online - at one of world's fastest growing online book stores! Environmentally sound due to Print-on-Demand technologies.

Buy your books online at
www.morebooks.shop

Kaufen Sie Ihre Bücher schnell und unkompliziert online – auf einer der am schnellsten wachsenden Buchhandelsplattformen weltweit! Dank Print-On-Demand umwelt- und ressourcenschonend produziert.

Bücher schneller online kaufen
www.morebooks.shop

KS OmniScriptum Publishing
Brivibas gatve 197
LV-1039 Riga, Latvia
Telefax: +371 686 204 55

info@omniscriptum.com
www.omniscriptum.com

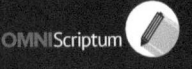

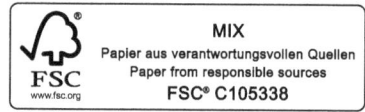

Printed by Books on Demand GmbH, Norderstedt / Germany